NOUVELLES RÉFLEXIONS

SUR

CAUTERETS

ET SES EAUX MINÉRALES,

OU

LES DIFFÉRENS OPUSCULES

REFONDUS;

Par CYPRIEN CAMUS, Médecin à Cauterets,

CORRESPONDANT DES SOCIÉTÉS DE MÉDECINE DE MONTPELLIER, BORDEAUX ET MADRID.

> Tous les éloges que l'on fait des remèdes sont vains et dangereux, à moins qu'on ne spécifie bien nettement les cas de leur application.
>
> GRIMAUD.

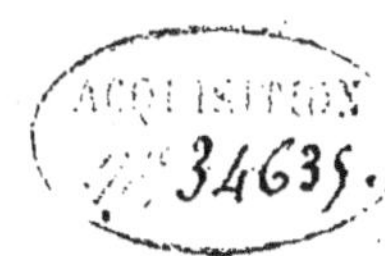

AUCH,

IMPRIMERIE DE MAD. VEUVE DUPRAT, IMPRIMEUR DU ROI.

Année 1824.

NOUVELLES RÉFLEXIONS
SUR
CAUTERETS
ET SES EAUX MINÉRALES,
OU
LES DIFFÉRENS OPUSCULES
REFONDUS.

CHAPITRE PREMIER.

Obstacles qui toujours se sont opposés à la confection d'un bon livre sur les Eaux minérales.

C'EST avec quelque satisfaction que je reviens sur un travail devenu l'objet de discussions flatteuses, alors même qu'elles ont été sévères (1), mais dont les principes ont été reconnus vrais, et l'utilité mise hors de doute. En publiant mes *Différens Opuscules*, je cherchai à faire cesser le honteux empirisme qui, depuis des siècles, dirigeait l'emploi des eaux, et à mieux fixer les Médecins éloignés sur le bien qu'on pouvait attendre de leurs vertus.

(1) Je témoigne ici ma reconnaissance à MM. *Boisseau*, *Bousquet*, *Delpit*, *St.-L.....*, etc., pour les judicieuses remarques que contiennent leurs critiques. Si, de nouveau, j'insiste sur plusieurs propositions et leur donne même une plus grande extension, c'est que la vérité m'entraîne, et que je ne puis résister à une entière conviction.

Alors finit l'antique méthode des tâtonnemens. Depuis lors aussi, on a vu à Cauterets un concours de malades auparavant inconnu, des succès plus nombreux et mieux appréciés, qui promettent à la contrée d'immenses ressources, et donnent aux infirmes les plus douces espérances.

Des motifs puissans nous obligent donc à lui donner le perfectionnement dont il est susceptible. N'oublions pas que nos eaux sont le dernier refuge de ces infortunés, chez lesquels l'hygiène et la pharmacie sont restées impuissantes ; un espoir bien fondé les y amène : soutenons-le, leur position est si digne de pitié ! Pour eux, en effet, sans les eaux, l'avenir, c'est la douleur sous ses formes hideuses.

Cependant les difficultés d'un pareil travail embarrassent, quand on considère surtout les nombreux traités imprimés sur toutes les eaux connues. Fut-il jamais en apparence un sujet plus approfondi ! Aurait-on tout dit, et n'aurions-nous plus à nous occuper que de la forme du livre ! Volontiers nous renoncerions à nos desseins, si parmi ces productions il y en avait une de classique, une seule où les maladies et la vertu des eaux fussent exposées avec vérité, et dans laquelle on n'eût écrit que ce qu'on a vu (1), sans prévention, sans intérêt exclusif. En connaît-on où les principes ne soient pas sacrifiés aux systèmes et les faits torturés, selon les vues arbitraires de leurs auteurs ? L'œuvre de *Bordeu* elle-même, sa thèse sur les sources de l'*Aquitaine* doit-elle être considérée autrement que comme un

(1) Nous pourrions ici multiplier les citations qui prouveraient que les meilleurs auteurs, même *Bordeu*, ont écrit de confiance mille contes ridicules, et sérieusement recommandé des sources qui n'ont jamais été utilisées, qui n'ont même jamais pu l'être.

canevas auquel se rattachent ses vues théoriques et pratiques ? Dans ce travail fameux, l'ingénieux *Béarnais* n'avait-il en vue que nos eaux, leur réputation et leurs vertus ?

Nul moyen thérapeutique ne saurait inspirer plus de confiance, toutefois, si l'on réfléchit que les eaux minérales sont de tous les remèdes le plus anciennement connu ; qu'elles sont de tous, celles qui ont le moins subi les vicissitudes de la mode. Mais, occuperons-nous nos momens à prouver le vieil usage qu'on en a fait, le temps où on les a connues, la manière dont leur découverte s'est faite ? Vraies ou fausses, ces particularités sont sues ; elles sont un prestige, on en chérit l'illusion. On boit avec plus de confiance une eau que burent aussi les hommes illustres de l'antiquité ; on se complaît dans les lieux où vécurent ces Grecs ingénieux, ces fiers Romains dont on doit admirer l'infatigable persévérance à rechercher les sources minérales jusque dans les réduits les plus cachés de nos montagnes. Cet avantage, nous le possédons aussi. Il existe à Cauterets des traces réelles de leur séjour, comme si la nature avait voulu qu'on y trouvât réuni tout ce qui peut agir en bien sur l'imagination des malades.

Pourrait-on d'ailleurs se récrier contre une semblable omission, quand il y a si peu d'utilité à raconter des choses dont personne ne doute ? Ce n'est pas que les vérités traditionnelles, particulières aux eaux thermales, ne soient précieuses et faites pour exciter, surtout parmi le peuple, une grande confiance. Mais la classe instruite et raisonneuse et les Médecins y auraient-ils recours, si les faits n'avaient été récemment et mille fois prouvés, et si les propriétés réelles n'avaient pris la place des propriétés imaginaires, long-temps classées hors du domaine de la nature, et fastueusement citées pour des merveilles?

Aujourd'hui que l'influence d'un génie bienfaisant, d'une nayade compatissante, d'un Saint bénévole, ne compte plus comme la principale des propriétés de nos thermales; que, déchues de leur réputation de *divinité* et de *saintcté*, l'enthousiasme et la superstition ne font plus rien en leur faveur, peut-on ajouter foi à d'autres de leurs vertus, apprécier leur mode d'action, et les défendre, sans compromettre la vérité, contre les sarcasmes des modernes *Montaigne*? Sceptiques tellement inconséquens, que ne pouvant contester d'innombrables guérisons obtenues par nos eaux, c'est à des accessoires moins puissans qu'ils en rendent hommage!

Enfin, on guérit aux eaux. Le pyrrhonisme ne va pas jusques à le démentir, et notre tâche ne consiste plus qu'à bien faire connaître comment les guérisons s'y opèrent, et quelle part chaque objet peut avoir dans le succès. Ce travail, nous le ferons avec toute la précision possible; mais avant, il nous paraît curieux de dire quelles causes, quels obstacles se sont opposés jusqu'ici à la confection d'un bon livre sur les eaux minérales, et pourquoi mille préjugés ont pris la place de la vérité, égaré l'opinion, fait crier au charlatanisme, et jeté du ridicule sur le moyen thérapeutique le meilleur, le plus répandu, le plus en rapport avec les propriétés de l'organisme, la nature des maladies et les nuances des tempéramens.

Quels furent les premiers qui déterminèrent les principes composans des eaux, leur essence, leur nombre et leur quantité? Qui apprécia leurs rapports de parité et de dissemblance? Qui signala des circonstances particulières à quelques-unes? Qui publia leurs effets avantageux ou nuisibles? Les malades eux-mêmes furent sans doute les premiers observateurs. Combien dut être grande et exagérée la reconnaissance de ceux qui guérirent ! combien plus exagérées durent être les plaintes de ceux dont les eaux trompèrent l'espérance ! Les choses n'ont pas changé depuis : nous voyons chaque jour les personnes les moins capables exagérer leurs éloges, porter jusques aux nues les eaux de certains lieux, et dénigrer amèrement et ravaler sans mesure d'autres sources précieuses.

Les premiers Médecins, à la surveillance desquels ces trésors furent confiés à ces époques reculées, cherchèrent-ils à arrêter ces crians abus ? fixèrent-ils l'opinion par de sages écrits, par la publication de faits décisifs et variés ? Par quoi prouvèrent-ils leur zèle, et qu'ont fait la plupart d'entr'eux dans l'intérêt de la science et de l'humanité ?

Quel vague, quelle incohérence ne dut-il pas résulter de connaissances si mal acquises dans tout ce qui avait rapport aux eaux minérales ! Combien d'erreurs funestes, admises comme principes, durent provenir de tant d'insouciance et de si peu d'instruction ! Qu'on se rappelle la facilité qu'a le peuple à se repaître de chimères ; à ne saisir des phénomènes que la superficie ; à ne donner de l'importance qu'aux dénominations, et l'on sera peu surpris de la grande réputation des sources *la Raillère* et *de Bonnes* dans les affections de poitrine ; de *Mauhourat* pour les maux d'estomac ; de *Pause* et *du Bois* pour les rhumatismes et les paralysies ; de *Barèges* pour les plaies d'armes à feu ; de *Luchon* pour les dartres, et de *St.-Sauveur* pour les affections nervales, etc.

Cependant, les victimes que faisait chaque année cet absurde empirisme, réveillèrent l'attention des gens de l'art et des intéressés eux-mêmes. On vit alors quelques hommes estimables faire effort pour trouver des vues plus rationnelles, et presque certains d'avoir approché la vérité, en acquérant quelques notions sur les ingrédiens fixes et gazeux des eaux médicinales. Guidés par les résultats erronés de leurs analyses, ils leur prêtèrent des propriétés que leur clinique démentait, et tûrent, pour ne point nuire à leurs systèmes, leurs incontestables vertus. Un plus grand nombre, entraînés par ces données populaires, et fortement imbus des théories avec lesquelles on expliquait les actes de l'économie vivante, la naissance des maladies et les altérations humorales, donnèrent à leurs idées la plus grande extension, et firent servir leurs brillantes hypothèses à concevoir l'action des eaux, négligeant ainsi l'observation et l'expérience, moyen assuré de dévoiler toute certitude.

Un autre obstacle a rendu encore leurs propriétés douteuses, et mis les auteurs dans l'impossibilité d'écrire un bon ouvrage. Il serait, on en conviendra, injuste et ridicule d'exiger de nos sources, non plus que de tout autre agent thérapeutique, la guérison de maux graves où l'organisme est presque décomposé et ses facultés sans réaction. Mais reconnaître l'essence des maladies, déterminer leurs complications et leur siége, assigner les nuances diverses des tempéramens, est une opération urgente, sans laquelle il n'y a que vague, arbitraire et confusion dans l'appréciation d'un état morbide quelconque. Également il y a la même nécessité à bien choisir la source; à connaître sa force en chaleur, en principes; à savoir sous quelle forme il convient de s'en servir; à bien fixer la quantité qu'on peut en boire, son action interne et extérieure, locale et sympathique. Verrions-nous, si les traités sur les eaux étaient aussi sévèrement composés, les auteurs recommander sans discernement les fontaines qui ont le moins d'analogie par leur température et leur composition, contre les inflammations chroniques des divers systèmes, les maladies de la peau, les affections vénériennes, celles du système lymphatique, l'asthme, les désordres de la menstruation, etc.; contre les indurations des viscères, la goutte, les rhumatismes, la paralysie, la phthisie tuberculeuse, les toux rebelles, la chlorose, la stérilité, l'hypocondrie, les difformités de la colonne dorsale, la carie, les calculs et autres maladies des voies urinaires? N'a-t-on pas été jusques à les croire spécifiques du scorbut, du cancer, et comme guérissant souvent les aukiloses et les maladies consomptives, etc., etc.? On dirait, en un mot, en lisant ces exagérés, qu'il suffit d'envoyer les malades à *Cauterets*, à *Barèges*, à *Bourbonne*, à *Aix*, à *Spa*, etc., pour les soulager constamment ou les guérir. Quand on connaît l'esprit humain, sa versatilité et l'influence qu'exercent sur lui tous les intérêts, on pourrait trouver dans ces apologies singulières le motif d'humilians reproches; mais contentons-nous de les faire remarquer, et de dire que plusieurs ne sont que le produit d'une imagination trompée.

CHAPITRE II.

Les eaux minérales agissent seules et indépendamment de toute autre influence.

CE qui surprend le plus, en méditant tout ce qui a rapport aux eaux minérales, c'est, d'un côté, l'acharnement qu'ont mis dans tous les temps de grands Médecins et des philosophes célèbres à ridiculiser cet excellent remède, à ravaler ses vertus; et de l'autre, la vogue dont elles ont toujours joui, et cet empressement, comme par dépit, que l'on mettait à les fréquenter, malgré les bourrasques déraisonnables de ces instituteurs du genre humain. Au lieu de les calomnier avec tant d'affectation, n'eût-il pas mieux valu que ces hommes supérieurs eussent employé leur génie à mieux étudier le corps vivant, ses lésions, l'identité ou la différence des propriétés de nos thermales, l'influence de nos climats sur cette multitude de malades venus de pays si lointains et si opposés, et ne plus laisser de doute sur la nécessité d'un régime, et l'importance des moyens d'hygiène le plus en rapport avec leur sensibilité et l'action unique ou multiple de nos fontaines?..... Certes, la gratitude journalière de tant d'infortunés à qui ces connaissances eussent été profitables, et la vraie gloire qui serait résultée pour eux d'un si grand bienfait, eut mieux valu que la réputation d'hommes aimables que leur ont conservée certains esprits présomptueux, pour des plaisanteries plus ou moins malignes et des jeux de mots presque inconnus ou oubliés. Long-temps encore, la futilité de ces productions sera pour les vrais amis des sciences le motif de regrets bien sincères.

Cette lutte de plusieurs siècles dans laquelle le public est resté victorieux, au détriment du demi-savoir et d'une vaine animosité, prouve avantageusement pour nos eaux, et si l'on réfléchit sur cette particularité très-importante, on aura peine à concevoir comment tant d'incrédules nouveaux tiennent à honneur d'imiter les anciens, sans avoir, pour s'inscrire en faux, de meilleures raisons que leurs patrons. L'eau pour eux est sans vertu; ses ingrédiens les plus actifs, ceux même qui dans leur état de liberté agiraient comme poisons, n'ont pas d'effet sur l'économie. Qui ne se rangerait de leur sentiment! Ils connaissent si bien le jeu de l'organisme et les propriétés de la matière! Qui oserait soupçonner leur bonne foi et leur exactitude! leur esprit est si dégagé de prévention! Pourquoi, comme eux, ne pas attribuer aux voyages, à la pureté de l'air de nos vallées, à la vie dissipée qu'on y mène, aux plaisirs variés qu'on y goûte, à toutes les distractions qu'on s'y procure, les cures miraculeuses qu'ils rapportent et celles qui chaque jour s'obtiennent sous nos yeux? Le voyage a-t-il été profitable à cette femme, dont l'état déplorable réclame vite nos soins? Le beau pays de Garonne qu'elle a parcouru, la vue de Tarbes, de sa plaine et des Pyrénées, et celle plus variée et plus jolie de la vallée d'Argelés, et celle encore plus extraordinaire de nos montagnes, en changeant le train de ses idées, lui ont causé les plus ravissantes émotions; elle en parle avec enthousiasme. Quel bien toutefois ont produit chez elle cette foule d'impressions! Ses pensées ont-elles été distraites un seul instant du sentiment de ses maux? Peut-on dire que, détournées de leur objet accoutumé, elles aient jamais cessé de prendre part au désordre de ses organes? Une attention soutenue, donnée deux jours de suite à tant et de si magnifiques perspectives, n'a-t-elle-pas, au contraire, excité sa poitrine, provoqué la fièvre, etc.? Les secousses de la voiture, le défaut de sommeil, n'y ont-ils pas concouru? Les douleurs et l'oppression sont extrêmes; elle étouffe, et une hémoptysie va peut-être éclater. — M. C., parti de chez lui avec tous les signes d'une phthisie laryngée, a-t-il été plus heureux? En vain la riante vallée du Gave, les sites pittoresques de *Betharam*, des prières adressées avec une foi vive à la Vierge illustre de ce lieu, lui ont causé les plus douces sensations; les jouissances d'un si beau jour n'ont pu faire que la voiture et la contention d'esprit n'aient exaspéré sa poitrine; elle est oppressée et brûlante; et pour la première fois, M. C. crache abondamment du sang.

De tels faits parlent assez haut. Mais, citons d'autres exemples, et prouvons, une fois pour toutes, l'influence qu'exercent sur le plus grand nombre des malades les divertissemens qu'on goûte aux eaux et les courses fatigantes et lointaines auxquelles on se livre par bon ton..... Oui, sans doute, les plaisirs bruyans secondent dans quelques circonstances leurs propriétés. Mais ne sont-ils pas toujours préjudiciables à ceux pour qui le calme est nécessaire, et qui sont assez peu sages pour ne point les fuir? N'est-ce pas là, la raison pour laquelle les malades de la haute société guérissent si difficilement, tandis que les gens du peuple, toujours dociles à suivre nos avis, sont constamment guéris ou soulagés? Aussi ces derniers fournissent-ils à nos observations, et c'est d'eux que nous apprenons le bien qu'on peut attendre de leurs vertus.

M.r de X., après 36 jours d'usage de nos eaux, avait vu disparaître le plus intense des catarrhes. Resté 15 jours de plus, à notre sollicitation, la danse, l'exercice du cheval, quelques excès, ne troublèrent en rien l'effet des eaux ; il se crut assez fort pour aller visiter à pied le lac et nos cascades. A son retour, douleur aux épaules, serrement de poitrine, bouche sèche, hémopthisie. Alors commença pour lui une autre affection que rien ne put détruire : il mourut dans l'hiver.

Depuis deux ans, les soins les mieux entendus, prodigués par d'habiles Médecins, n'avaient pu guérir M.me B. d'une leuchorrée avec douleur aiguë, entretenue par une altération grave de l'utérus. Guérie par nos eaux, qu'elle prit sous toutes les formes, et d'autant plus satisfaite, qu'elle n'était venue que par complaisance ; M.me voulut réparer le temps perdu, jouir des promenades, courir à cheval et walser ; nos lacs, nos cascades reçurent sa visite ; elle était de toutes les parties ; elle animait toutes les fêtes. Ce n'était pas assez pour sa curiosité et son amour-propre ; il fallut terminer cette bruyante quinzaine par un voyage à Gavarnie. En chemin, fièvre, douleurs d'entrailles ; les mois survinrent dix jours avant l'époque ; partie de son incommodité reparut ; elle souffrit tout l'hiver, et vint de nouveau guérir, l'année suivante..... Combien il nous serait facile de multiplier de faits pareils ! Combien de maux changés, exaspérés, rendus incurables par le régime et les folies qu'on se permet aux eaux ! Et ce serait elles qu'on accuserait alors d'impuissance ou de nullité ! et des Médecins imprimeraient le sceau de leur autorité à une aussi extravagante conduite !

Dans un temps où tout enorgueillis de leur talent d'imitation, les Médecins chimistes ne voient aucune différence entre les eaux naturelles et celles qu'ils composent ; que, pour eux, les unes et les autres peuvent mutuellement se remplacer ; que les avantages de ces filles légitimes de la nature sur ces nymphes bâtardes, sont tous étrangers à leur vertu, et qu'il faut en faire exclusivement honneur à la circonstance d'aller les chercher hors de son pays, loin des travaux et des chagrins, causes des maux qu'elles sont appelées à guérir, nous ne saurions trop insister sur ces considérations, et reconnaître leur véritable importance.

Comme à nous, ces assertions vous paraîtront sans doute singulières, et cependant nous y souscririons, si la raison et l'expérience les confirmaient. Mais quelqu'un a-t-il vu jamais des affections de poitrine un peu graves ; des vieux ulcères ; des paralysies ; des rhumatismes ; des dartres invétérées ; les scrofules ; certains désordres de la menstruation ; les indurations de la rate et du foie ; les consomptions amenées par des traitemens spécifiques trop actifs ; celles aussi qu'entretiennent diverses lésions de l'estomac et des intestins, en s'opposant à une bonne nutrition, et même la majeure partie des affections purement nervales, etc., maladies que nous traitons journellement ici ; quelqu'un, dis-je, a-t-il vu jamais ces affections céder à l'action de l'air le meilleur, à la nourriture la plus saine, à l'exercice le mieux entendu, aux plaisirs de la société les plus variés, aux jouissances de l'âme les plus douces, les plus pures, les plus voluptueuses ? Que ces déclamateurs qui, malgré leur enthousiasme pour les eaux factices, sont forcés de convenir que rien ne peut suppléer aux minérales naturelles, *uniquement en raison de ces accessoires*, que, disent-ils, nous affectons de dédaigner, essayent de guérir tous ces maux, en arrachant les malades à leurs habitudes, en les promenant de climat en climat, en les éternisant dans les contrées les plus riantes, les plus belles ; que sans nous rendre témoins de leurs succès, ils les rendent seulement vraisemblables, et pour toujours nous nous déclarons vaincus et pénétrés pour eux de la plus vive gratitude !

Certes, nous ne voulons pas déprécier l'utilité de ces moyens ; ils récréent et servent en santé ; comment, sagement réglés, nuiraient-ils aux malades ? Mais, nous contestons l'influence immense qu'on leur accorde en thérapeutique : nous allons plus loin, nous nions qu'on ait encore apprécié la véritable action de chacun d'eux ; tout ce qu'on en dit, est conjectural, malgré l'extrême complaisance avec laquelle on répète que cet utile supplément est *le principal avantage réel* que possèdent nos fontaines.... Ont-ils vu les malades aux eaux, ces détracteurs de nos *thermales ?* Les ont-ils connus dans leur intimité ? Savent-ils bien si, pendant leur séjour, ils n'ont pas éprouvé plus d'ennui que de plaisirs, plus de contrariétés que de jouissances ? Est-elle heureuse, cette femme tourmentée par la crainte de ne pas guérir, préoccupée de ses enfans, de son ménage ; qui trouve les montagnes horribles et la manière d'y vivre ridicule ; qui parle constamment de son retour, fait ses remèdes avec ponctualité, se trouve mieux, guérit, et part enchantée de l'idée surtout qu'elle ne reviendra plus ?..... De même, les charmes d'un beau site, les réunions aimables, les agrémens qu'on y trouve, distraisent-ils le négociant ambitieux, le propriétaire contrarié ? Ils ont tout laissé pour rétablir leur santé ; hors l'heure des bains et des eaux, la lecture, le travail, des promenades isolées font leur unique passe-temps ; ils évitent l'occasion de voir et d'être vus ; ils ne rêvent que départ. Après 40, 50 jours d'une patience soutenue et de remèdes bien faits, ils guérissent enfin, et s'empressent d'abandonner un séjour où les retenait un extrême besoin.

Qu'il y a peu d'exceptions à ces tableaux ! Combien donc sont coupables et inhumains les auteurs qui découragent les malades en dépréciant nos sources ! Seules, elles peuvent guérir leurs maux prêts à devenir incurables ; et dans leur tendre sollicitude, ils leur ravissent jusques à l'espérance !.... Eh ! d'ailleurs, se distrait-on, s'amuse-t'on aux eaux ? La chose est en question..... Est-ce s'amuser, que de se rendre esclave de la plus sévère étiquette ? On se visite pour ne plus se revoir (au moins le plus grand nombre). Loin de se rechercher, on s'évite ; la sotte vanité y étale ses ridicules prétentions ; le froid égoïsme s'y montre avec sa laideur ; tous affectent une indifférence qui tourne contre eux-mêmes ; et dans des lieux où tout est nouveau pour chacun, où tous sont libres de devoirs, exempts de soins, affranchis d'affaires, où s'encourager, se consoler, causer de ses maux, devrait être la principale, les malades se parlent à peine : et toutefois qui les écouterait avec plus d'intérêt que ceux qui souffrent ! Dans de doux entretiens, les heures passent vite ; l'inquiétude nous quitte, les tristes pensées se dissipent : on oublie ses malheurs.

CHAPITRE III.

Cauterets et ses alentours.

SI ces vérités, puisées dans douze années d'expérience aux eaux, dans les rapports les plus intimes avec les malades et dans des observations les plus sévères, ne corrigeaient pas nos antagonistes ; si, entichés d'une idée préconçue, ils luttaient avec caprice contre les données que la raison suggère, et qu'il fallût se ranger de leur sentiment, quel lieu, autre que Cauterets, possède les mêmes avantages ? Où la nature cumula-t-elle plus de magnificence et d'agrémens ? où plaça-t-elle plus de contrastes ? Quelle délicieuse végétation que celle de nos montagnes ! Oui, si le séjour dans une belle contrée peut ajouter à l'effet des eaux, en produisant d'utiles impressions, en est-il de plus favorisée que la nôtre ? Qui ne la préférerait aux épouvantables dégradations de Barèges ; aux jolis points de vue de St.-Sauveur ; aux gorges étroites et sauvages de *Chaudes* et de *Bonnes*, et même aux plaines gracieuses des deux Bagnères ? On voit ici, presque partout, non pas les pentes adoucies du pays de Campan, mais leur coloris et leur fraîcheur, en opposition avec ce que les Pyrénées présentent de plus ardu et de plus gigantesque.

C'est à Pierrefitte qu'on prend le chemin qui conduit à ce pittoresque séjour. Taillé dans les flancs escarpés d'une roche menaçante, et suspendu sur d'horribles précipices, au fond desquels roule avec fracas un torrent furieux, l'abord de ce chemin, admirable ouvrage des *Labauve* et *d'Étigny*, glace d'effroi le voyageur encore préoccupé de ce qu'a de ravissant le pompeux bassin d'Argelés, et la position de la gothique abbaye de St.-Savin (1). Vous qui êtes dirigés sur Cauterets, parcourez cette gorge la nuit, dans le moment où la lune en éclaire les cimes ; soyez assez heureux pour y entendre les chants gracieux et sauvages des montagnards rassemblant leurs troupeaux, se mêlant aux aboiemens des chiens, aux bruits des sonnettes, des eaux et des vents? Quelle discordante harmonie! avec quelle profonde attention on écoute! Qu'à votre retour, un beau soleil vous y ménage d'autres perspectives! tracez la sombre terreur que causent à l'âme tant d'obstacles vaincus ; ces sites extraordinaires ; ces excavations tortueuses où se brisent en mugissant les eaux limpides du Gave..... Dans ces lieux magiques, près de si grands désordres, l'homme admire en silence ces horribles beautés ; et dans son recueil-

---

(1) Cette abbaye est parfois le but de promenade de nos baigneurs : il n'existe pas de perspective plus belle, plus variée. Voyez la poétique description qu'en a fait M. Thiers dans ses *Lettres sur les Pyrénées*, etc.

On regrette que ce beau travail soit gâté par des anecdotes controuvées. Nous ne faisons pas à M. Thiers le reproche de les avoir imaginées ; tout prouve qu'il les a consignées dans son *album* de suite après les avoir entendues. Cet auteur a goûté le stratagème par lequel on cherche à faire oublier les riches oisifs qui habitaient jadis cette agréable solitude. Pouvait-il résister au plaisir de les écrire et de persifler le petit homme ?.... Que cette aventure chez l'évêque est bien trouvée! que cette maison de santé est en effet commode! l'idée en est bienfaisante. Pourquoi la réalité en est-elle si loin dans l'avenir! Vous riez de la nouvelle dignité du spirituel confrère et de ses titres nombreux ; mais, voilà qui prouve son adresse.... Un peu d'audace mène à tout, et l'on se dit patron, conciliateur, prieur, comme on se dit médecin.

lement, il rend hommage à l'être immense qui les a faites !

Jusques au Limaçon, la rudesse des montagnes seconde l'activité de ces mornes et consolantes pensées. Mais ici la scène change ; l'imagination reprend sa fraîcheur et sa délicatesse ; on éprouve, en avançant davantage, un sentiment de tranquillité et de repos qui doit flatter les malades d'un grand espoir de guérison. Traversez vite l'espace qu'il y a de la côte au village ; de nuit, la variété de ces aspects ne saurait être aperçue ; arrivez, et goûtez un paisible sommeil ; préparez ainsi vos sens à recevoir de nouvelles et de plus vives impressions.....

Ce n'est pas sans surprise qu'on se trouve, à son réveil, au milieu d'un très-joli village. En quittant Pierrefitte, on est loin de deviner Cauterets. Tout ici récrée, et l'élégance des maisons et la propreté des rues. Le dessein de plaire aux baigneurs perce en toutes choses. On voit que c'est pour eux qu'on y a ménagé tout ce qui est agréable et commode. Dans un siècle, quel changement ! A cette époque, cinq ou six cabanes, placées près de *César* et de *Pause*, suffisaient aux infirmes qu'y attirait l'antique célébrité de nos eaux ; il fallait, pour s'y rendre, des besoins extrêmes. Les chemins, en effet, étaient dangereux, les bains sales et prêts à s'écrouler de vétusté (1) ; leurs ruines menaçaient les malades,

---

(1) *César* et les *Espagnols* sont deux établissemens bas et voûtés, et de construction fort ancienne. *Canarie*, aujourd'hui *Bruzaud*, appartenait depuis plusieurs siècles à l'*Abbaye de St.-Savin* ; mais, fait et détruit plusieurs fois, toute trace d'antiquité a disparu ; le fameux tuyau de plomb qu'on y trouva à 26 pieds de profondeur, prouve cependant beaucoup. Que d'années et de secousses n'a-t-il pas fallu pour former d'aussi grands atterrissemens ! Certes, nous l'avons déjà dit, nous attachons peu d'importance à savoir si nos eaux ont été connues des Romains ; mais justice doit être faite à qui elle est due,

sans les mettre à l'abri des injures de l'air. Honneur à la découverte de la source *la Raillère !* honneur encore aux *Labauve*, aux *d'Etigny !* Les guérisons qu'opéra cette eau fameuse, y fixèrent de nouveaux habitans, et ces deux administrateurs qui ont si bien servi l'humanité, en perçant la route qu'on admire dans cette gorge aride, contribuèrent, au-dessus de toute expression, à l'agrandissement du lieu et à la réputation de nos fontaines.

La situation de Cauterets est périlleuse. Le Gave menace les maisons fondées sur l'une de ces rives, et les montagnes élevées qui les dominent, les écraseraient de leurs neiges l'hiver, sans les beaux hêtres qui les couvrent et les décorent. Sauve-garde précieuse ! des égoïstes voudraient te détruire, et sans

et nous sommes forcés de relever une erreur de M. Alibert, consignée dans l'article *Barèges*, du Dictionnaire de Médecine. *Sertorius* ni *César* n'ont pas vu Barèges ; il n'y a jamais eu du moins aucun monument qui portât l'empreinte de la grandeur que ce peuple donnait à ses moindres ouvrages. C'est à Bagnères et non à Barèges, que se rendait la jeunesse brillante et voluptueuse de Rome, et Barèges n'a acquis quelque vogue, que depuis le séjour que M.me de Maintenon y fit avec le Duc du Maine..... Barèges n'était même pas connu de la *moderne antiquité ;* c'est à Cauterets que se rendait *Marguerite*, l'aimable sœur de François Ier. Elle donna son nom à une des sources de *Canarie*, nommée aussi *Fontaine d'amour*, et lui rendit une partie du lustre dont elle avait joui dans des temps plus reculés. Henri IV dut aussi fréquenter nos eaux dans sa jeunesse. Il est ainsi une foule d'erreurs que les auteurs les plus recommandables perpétuent par suite de faux renseignemens qu'on leur fournit.... Que doit-on penser de *Bordeu*, écrivain bien plus spirituel qu'exact, donnant la préférence à nos eaux de *Bayard* et des *OEufs*, tandis que dans aucun temps ces sources n'ont été utilisées, et qu'habituellement même le Gave couvre celle des Œufs ? *Bordeu* était-il venu à Cauterets ? Cependant, sur ce qu'il en raconte, un Médecin d'Amsterdam fit faire, il y a trois ans, le voyage des Pyrénées à deux Hollandais, pour boire et se baigner à ces fontaines, etc.

pitié pour les habitans, exposer ainsi leur existence et leur fortune !

Les torrens de *Gerret* et de *Lutour* forment le *Gave* dont le cours est si rapide. Que ne l'a-t-on vu ces derniers jours ! Furieux, il roulait des masses granitiques énormes, et semblait vouloir tout entraîner. Plus bas, d'autres Gaves ajoutaient à sa violence, et rendaient son impétuosité plus formidable. Quelles tristes pensées inspiraient alors son bruyant fracas ! Que cet état était pénible !

Cauterets n'a pas de promenades régulières ; ces rendez-vous symétriques ne seraient-ils pas déplacés dans des lieux où la nature a répandu avec profusion de magnifiques désordres ? La main des hommes ne produirait que de médiocres effets, à côté de scènes aussi ravissantes. Que comparer à nos bosquets, à ces ondulations d'un terrain verdoyant, qui parent, comme d'un doux velouté, la pente des monts ! Que désirer, lorsqu'on a vu le sentier de Pin, la demeure de ce chasseur fameux, les prairies qui l'environnent, les nombreux ruisseaux dont le cours errant et peu rapide les féconde et les rafraîchit ! Toutes les causes d'impressions douces sont réunies dans cette solitude romantique ; tout y émeut l'âme, tout y porte au plaisir et au pressentiment de la félicité. C'est ce site champêtre ; c'est l'attrait de ce séjour ; c'est l'urbanité des paysans qui l'habitent, qui attirent plusieurs fois en ces lieux, chaque saison, la société réunie au village ; c'est là que guéris, les étrangers vont étaler leur santé, don précieux de nos fontaines, et y jouir des plaisirs long-temps attendus, que procure toujours une société choisie.

Les prairies qui dominent le grand chemin de Pierrefitte, sont des endroits jolis, surtout par les points de vue qu'ils ménagent. Une d'elles est devenue la promenade la plus fréquentée ; une allée tortueuse la traverse dans sa longueur ; l'abord en est facile ; le local est inégal, ce qui en multiplie les détours et les aspects ; des noisetiers, des tilleuls, le sorbier des oiseaux, le sureau rouge, placés avec une irrégularité qui plaît, s'y mêlent aux plus beaux arbres et rendent ce lieu presque impénétrable au soleil. L'eau qui descend des montagnes, en quittant l'enclos de Pin, vient encore dans des rigoles pratiquées avec art, animer ces pentes gazonnées, et baigner ces prés qui fuient sous l'œil en dessinant d'inégales surfaces ; l'air qu'on y respire, embaumé du parfum des fleurs, en est doux et frais : là, on se sent renaître. Débarrassés du tumulte des villes, des soucis des affaires, des fatigues de l'intrigue, de la servitude des égards, les citadins goûtent des plaisirs purs et vrais ; ils jouissent un instant de ce repos qu'ils cherchent avec ardeur, et qu'ils trouvent, hélas ! si rarement.

Un tertre, autour duquel le chemin se continue, et que recouvrent quelques chênes rabougris, le serpolet et l'origan, domine cet abri champêtre et le termine. Il faut, pour jouir du paysage le plus varié, gravir ce monticule.

Au midi de ce plateau, est Cauterets ; du même côté, la montagne de *Hourmigas* dont la face arrondie est parée de sapins, commence ; en s'étendant à droite, la vallée de *Gerret ;* à gauche, celle de *Lutour*. En descendant, et sur les côtés, les monts de *Péguère* et des *Bains* présentent leur vigoureuse végétation ; leurs roches, hardiment entassées, taillées à pic, avancent fièrement leurs flancs jusqu'aux rives du Gave et semblent l'encaisser. Vers le couchant, se montre la gorge de *Cambascou*, où règne le calme le plus profond ; âpres et décharnés, les sommets de *Lys* offrent des aspects repoussants ; son fonds étroit, est cependant agréable. Des tapis de verdure décorent cet asile des bergers; des granges, quelques chaumières, composent la triste solitude de ce désert; un ruisseau la partage : on le voit, se précipitant, blanchi d'écume, charriant dans son cours les débris d'une immense ardoisière, confondre enfin ses eaux avec celles du Gave.

Au nord, se présente une charmante perspective; les monts offrent partout de mâles contours dont aucun accident n'a jamais interrompu la régularité; de petits hameaux, diversement cultivés, les couronnent; les escarpemens les plus rapides y sont accessibles et toujours bizarres; des maisons uniformément bâties, y sont suspendues; chacune a sa fontaine et son jardin. On y voit des ruisseaux rapides, bordés de vertes lisières qui descendent partout, pour donner le mouvement aux moulins, presque aussi multipliés ici que les habitations; des bosquets sont disséminés sur les pentes de ces verts monticules; un bois composé de hauts chênes, dont la sombre vétusté contraste avec les riantes productions de chaque année, domine *Catarrabes*, à une élévation considérable. On voit aussi sur les côtés, et à la même élévation, les *Gers* du même nom, où se complaisent pendant l'été des peuples nomades et de nombreux troupeaux; leurs pâturages vont jusqu'aux cimes. On les traverse pour se rendre en *Azun* par la montagne.

Vis-à-vis de ces hameaux, est la jolie plaine de *Cançeru* : grasse et fertile, l'œil la contemple avec plaisir. On admire, au-dessus d'elle, ses prairies en amphithéâtre, ses fermes dont l'air champêtre et sans prétention ressemble à la bergère que je vois sous un hêtre, et dont la naïve simplicité fait le seul ornement. Ce revers est accessible; l'eau qui l'arrose, tombe en cascade sur plusieurs points; il n'offre pas toutefois la même uniformité; des éboulemens l'ont détérioré à des époques différentes. L'antique forêt de l'*Artigau* et les belles sapinières qui occupent des hauteurs que l'homme ne saurait atteindre, n'ont pu arrêter les terribles débordemens qui ont ravagé ces pentes, jadis si richement boisées.

D'autres tertres, situés sur la rive gauche du Gave, ménagent à l'observateur des points de vue charmans. *Tournero* est surtout remarquable ; d'ici, Cauterets et son bassin paraissent mieux et d'une manière différente ; on voit aussi *Lutour* et sa cascade qui, bouillonnante, agitée, se précipite en vapeurs et produit un bel effet ; des neiges éclatantes, jetées sur un pic élevé, occupent le fond de ce tableau où tout semble sauvage ; les eaux du Gave paraissent blanchissantes, leur fracas n'est point entendu, on les croirait paisibles. Aisément pour les imaginations de l'âge d'or, elles simulent un fleuve de lait, et les plus douces sensations remplacent l'effroi qu'avaient causé leurs affreux mugissemens. Cet asile du plaisir offre encore des pelouses toujours molles ; l'air y est pur, vif et chargé des émanations de mille fleurs élégantes ; une maison et des granges complettent le paysage ; ici, comme sur le monticule opposé, rien n'échappe aux regards. Outre les tableaux que présentent partout ces monts inaccessibles, leurs neiges, et leur cascade, les aspects les plus pittoresques sont aperçus ; les prés fleuris, les bouquets d'arbres verts, les troupeaux et leurs pasteurs qu'on voit perchés sur ces escarpemens, en éloignant l'uniformité, plaisent à l'imagination, et font naître dans l'âme des sensations diverses ; on les quitte avec regret ; on les visite toujours avec de nouveaux plaisirs.

CHAPITRE IV.

Cascades, Lac de Gaube, etc.

Ces lieux servent de promenades aux étrangers malades, à leur arrivée à Cauterets. Mais, lorsque n'étant plus enchaînés à l'urne de leur nayade, et qu'à peine ils conservent le souvenir de leurs douleurs, nos environs leur semblent peu de chose; il faut à leurs membres jadis énervés, comme à leur impatience, des courses lointaines: alors ils s'élèvent jusques aux cimes des montagnes, pénétrent jusques aux extrémités des vallées, afin d'y jouir des jeux variés de la nature.

On visite de préférence les cascades du *Ceriset* et du *Pont d'Espagne, le lac de Gaube*, les gradins du Vignemale, et leurs vastes glaciers. On peut de là, et sans rétrograder, parcourir le chemin boréal de la vallée d'*Ossoue;* visiter le lac d'*Estun*, et revenir à Cauterets après avoir descendu la gorge de *Lutour*: on arrive fatigué, mais satisfait.

Peu d'auteurs ont décrit ces montagnes entassées d'une manière si imposante, où se voient tant de pics arides, tant de gorges parées d'une végétation pompeuse. J'emprunterai à quelques-uns ce qui convient le plus à mon sujet.

Tous les établissemens du sud sont aperçus, chemin faisant. *La Raillère* fournit le ravissant spectacle d'un palais enchanteur au milieu d'une autre Thébaïde. Plus loin, *St.-Sauveur* et les *Bains du Pré* occupent des positions fort pittoresques. Bientôt on entend, on voit *Mauhourat;* mais, d'où proviennent les changemens que sa grotte a subis? Que sont devenus ce chemin rapide tracé sur un éboulement, et ce petit repos où étaient produites les sensations les plus effrayantes? Qu'a-t-on fait de ce pont qui causait à la fois tant de plaisir et de crainte? Que cette situation était terrible! D'une part, le torrent était en pleine cascade; on était suspendu sur le point même de sa chute, et l'onde n'était aperçue qu'à travers le feuillage sombre d'un hêtre dont le tronc était vigoureux et court. Ce tronc existe encore, mais mutilé; des Vandales lui ont ôté sa parure; on chercherait en vain, sur ce Gave en fureur, ses grosses branches feuillées faisant berceau et s'étendant jusqu'à l'autre rive.

Ces destructeurs ont aussi brisé cette roche où pendaient depuis des siècles de belles stalactites; une excavation ténébreuse se montrait à vos regards; quelques pas faits en profondeur, vous introduisaient dans un antre que tout rendait horrible; son fond était noir; on sentait, en avançant, une chaleur plus grande. Cette roche était brûlante, et en même temps baveuse; le désir de connaître sa chaleur faisait vaincre la répugnance que l'on sentait à la toucher.

Au lieu de cette réunion de choses introuvables, à la place de ces merveilleux contrastes, qu'y voit-on aujourd'hui? la cascade et son fracas, un chemin plus accessible, une source très-chaude coulant sous une grotte faite de cailloux entassés et sans ciment: ouvrage ridicule!

Reprenons le sentier du lac. Les traces des bergers qui de leurs pieds agiles le parcourent sans cesse, sont parvenues à l'indiquer d'une manière incertaine; il faut presque toujours bondir pour atteindre et dépasser de gros blocs de granit jetés là par de grands éboulemens ; d'énormes décombres, simulant un cahos et une multitude de vieux troncs renversés et pourris, ajoutent à l'idée d'une prochaine et complette destruction. Ici, rien n'est lié, tout menace encore ; la nature n'y est parée que d'objets lugubres et imposans ; et cependant on passe avec sécurité! Un sourd mugissement annonce au loin la cascade du Cériset. Là, dit Azais, l'émotion, le plaisir, la terreur sont à leur comble ; de ma vie, je n'ai reçu une impression semblable ; je n'ai vu nulle part une réunion complette du magnifique, du terrible, du ravissant. Ce fut avec un véritable cri, que je prononçai l'expression que je répète : « Voilà le chef-d'œuvre de la puissance naturelle ; il n'est rien au-delà ! » On descend sur un tapis de mousse élastique, gonflée, humide ; un brouillard enveloppe ; son épaisseur ne repousse point, sa fraîcheur attire. Ce brouillard qui un instant cache le tableau, va bientôt en faire la magie. Le torrent s'élance, se précipite, écume ; où va-t-il se perdre? un voile ravissant empêche de le voir. Sous ses pieds, dans une profondeur tortueuse, l'arc-en-ciel étale la pompe de ses couleurs ; il est midi, le soleil semble être monté au plus haut de sa course, pour donner ce spectacle et pour le contempler lui-même ; c'est vers lui que le torrent, dans la rapidité d'une chûte violente, fait monter une vapeur épaisse qui s'étend, se replie, tourbillonne, se dissipe, est à l'instant remplacée par une vapeur nouvelle. Ainsi dans le même lieu, dans le même moment, un torrent qui tombe, un torrent qui s'élève..... on est comme jeté au centre de tous les météores à la fois.

Au-dessous de la cascade, le lit du torrent est profond, étroit, sinueux ; on peut changer de position, et varier soi-même les scènes de ce grand spectacle ; le point de vue le plus frappant est en face de la chute ; on est là sous un bel arbre ; on est porté sur une roche saillante ; l'arc-en-ciel déguise et décore la profondeur de l'abîme que l'on a sous ses pieds. A travers cette gaze brillante et légère, on cherche le torrent ; on le voit qui s'écoule, mugit et fume encore. Vaine colère ! des rochers te contiennent, le sol s'est applani ; tu as repris, malgré toi, la majesté d'un paisible cours !

Non, mon imagination s'y refuse ! Je le vois ! J'y suis ! Je ne puis quitter ce lieu terrible ! Je veux entendre le fracas de cette eau qui tombe ; je veux jouir de mon épouvante ! Épouvante de l'âme ! lorsqu'elle est unie à la sécurité de la réflexion, elle est la source des plus sublimes plaisirs !

Le brouillard me pénètre encore ; la pluie est sur ma tête ; l'arc-en-ciel est à mes pieds ; la cascade est en face de mes regards. Que fait là cet énorme rocher sur le penchant de l'abîme ? Le torrent le presse, il résiste à sa furie ; immobile encore par sa masse, mais incliné d'une manière effrayante, il me fait entendre d'avance le fracas de sa chute... Que je voudrais la voir !

D'ici au Pont d'Espagne, le Gave, dans son cours embarrassé, produit les cascades du *Pas de l'Ours* et de Boussés.

On arrive enfin. Ici finit le val de *Gerret.* En se bifurquant, la gorge conduit à gauche au lac de *Gaube* et au mont *Vignemale ;* à droite, au *Marcadau* et au port de Cauterets, d'où l'un communique en Espagne ; deux torrens en proviennent et leur jonction est un accident fort remarquable ; celui de Gaube, plus paisible, coule sur la croupe inégale d'un large rocher, et forme en se partageant plusieurs nappes écumantes ; l'autre, plus impétueux, l'atteint et l'entraîne ; furieux, ils se précipitent dans un lit étroit, tortueux et sombre ; élancés, couverts d'écume, tous deux s'agitent dans la profondeur, et s'entraînent par des chutes redoublées jusqu'au-dessous du pont Pastoral, d'où le spectateur ose le contempler (1).

Ce pont est lui-même remarquable : deux masses de granit, taillées d'aplomb, d'une grande hauteur et d'une largeur inconnue, en forment les culées naturelles ; sur elles reposent cinq ou six poutres arrondies ; deux autres servent de parapet ; du gazon en garnit les vides ; on y voit encore d'autres roches coupées, et des pins qui ont osé s'établir sur leurs flancs : tel est le pont sur lequel on traverse un effrayant abîme.

Ce sentier ressemble à celui qu'on a déjà parcouru ; les pieds ne reposent jamais que sur des blocs de granit ; les montagnes sont toutes déchirées et menacent de leurs ruines ; d'ailleurs, elles suivent l'inclinaison de la route, et s'exhaussent proportionnellement à la hauteur dont on s'élève.

On rencontre à chaque pas des lieux de repos, ombragés de sapins, couverts de mousse parasite. Cette mousse, en forme de chevelure, pend aux plus petits rameaux des branches; traînante, d'une apparence négligée, d'une couleur blonde, elle fait un singulier contraste avec le tronc vigoureux qu'elle décore.

On approche des montagnes, au bas desquelles on présume qu'est placé le lac de *Gaube*. Peu-à-peu le bassin s'élargit ; ici le Gave serpente paisiblement, et n'est plus qu'un ruisseau ; pour paraître quelque chose, il a besoin de faire un grand bruit ; après avoir gravi une légère éminence, une plaine d'eau se montre.

C'est un beau spectacle que ce lac, au milieu des

---

(1) Itinéraire.

monts escarpés qui l'entourent ; toutefois son élévation n'est pas ce qui frappe le plus ; en voyant de hautes montagnes couvertes de neiges, on oublie que l'on a soi-même beaucoup monté. L'étendue de sa circonférence est de six kilomètres, et celle de sa plus grande profondeur de cinquante mètres. Par un beau jour, ces eaux limpides réfléchissent les hautes sommités qui forment sa grande enceinte ; dans le lointain paraissent les formes vigoureusement dessinées du Vignemale et ses éternels glaciers, qui brillent sur sa triple tête en prismes éblouissans. C'est un magnifique point de vue que ce grand et vaste tableau, dont le cadre et la surface sont également dignes d'intérêt.

Pour approcher du Vignemale, il faut ou traverser le lac sur un bâteau de pêcheur, formé d'un arbre creusé, qui procure au voyageur le plaisir d'une promenade sur l'eau, ou se tourner à droite, et suivre un sentier à travers des débris granitiques dont l'existence est due sans doute à quelque grand ébranlement. Du lac jusqu'au pied du *Vignemale*, on rencontre cinq ressauts successifs, où le Gave s'est ouvert un passage ; de là, cinq cascades et autant de vallons qui séparent ces chaussées naturelles, et sont le réceptacle des débris des montagnes. Le dernier a une très-grande étendue ; des fragmens considérables de quartz ocracé se présentent à l'entrée, et du côté droit ; plus loin, d'énormes blocs de pierre calcaire l'encombrent de toutes parts ; sa surface est recouverte d'un gravier silicieux, calcaire et granitique, à travers lequel serpentent de nombreux filets d'eau qui se réunissent à l'issue pour donner naissance au Gave, après avoir baigné quelques pâturages humides et marécageux. Le fond de ce bassin, qui est en tout comparable à celui de *Gavarnie*, est occupé par un énorme glacier qui a

30 à 40 mètres d'épaisseur dans la partie qui touche au mur contre lequel il est adossé, et qui présente une inclinaison considérable. Toute sa surface est recouverte d'une couche de neige qui, à son tour, se transforme en glace cristalline et transparente, comme la grande masse dont on ne saurait mesurer l'étendue; elle offre, sur plusieurs points, des crevasses en forme de fissures, qui ont jusqu'à 10 mètres de profondeur, sur quelques décimètres d'ouverture.

La montagne coupée à pic n'offre pas la régularité de celle du *Marboré;* mais elle forme un cirque comme elle, et c'est contre lui qu'est adossé le glacier qui se prolonge par de larges nappes de neige jusqu'au sommet, à travers les anfractuosités qui séparent les trois pics.

Vignemale est la plus élevée des Pyrénées françaises; sa hauteur est de 1722 toises. C'est un groupe de sommités innombrables, entassées les unes sur les autres, et formant un noyau d'où descendent des prolongemens qui séparent les vallées d'*Ossoue* et de *Cauterets* en France, celles de *Broto* et de *Thène* en Espagne.

On peut aborder *Vignemale* par le *lac de Gaube* ou par la vallée d'*Ossoue*, qui débouche dans celle de *Gavarnie*. C'est par la première, ajoute M. *Laboulinière,* que je suis parvenu au plus petit des trois sommets, le seul que l'on puisse atteindre; c'est aussi de cet observatoire, qui n'est inférieur à la grande sommité que de trois ou quatre cents mètres, que j'ai vu bien distinctement, et par le plus beau jour, toute l'ordonnance des monts qu'il domine.

Du *lac de Gaube*, on aperçoit la masse gigantesque du *Vignemale* qui, vu de ce point, présente une perspective comparable à celle du *Marboré*; mais son cirque, quoique plus étendu, n'offre point ces gradins symétriques et ce contour régulier qui caractérisent celui de *Gavarnie ;* il y a plus de rudesse, plus d'âpreté dans les formes, et l'on aperçoit comme des déchiremens qui sillonnent profondément, et de haut en bas, toute la surface de cette imposante barrière.

Lorsqu'on approche du cirque, on voit, dans toute leur élévation, les trois pics inégaux qui, de ce côté-là, surmontent l'énorme masse du *Vignemale ;* on les nomme les *sommités jumelles ;* celle qui est à droite, est la plus élevée ; elle s'appelle, en langage du pays, *et Soum-déra-costa,* le sommet de la côte. Les deux autres, placées sur la même ligne, de l'est à l'ouest, n'ont point de nom ; elles décroissent dans le rapport de leur éloignement du pic principal. Entre tous les trois, se voient de larges et profondes anfractuosités dont le fond est rempli de neige ; leurs flancs arides en sont aussi couverts sur plusieurs points ; un énorme rocher est situé, comme une clef de voûte, entre le premier et le second de ces pics, à une grande distance de leurs sommités.

On ne saurait aborder en face ce mur perpendiculaire, dont les fondemens semblent raffermis par l'énorme tas de glace qui se trouve à sa base, et qui offre une surface très-inclinée. Il faut nécessairement se diriger vers la gauche pour gravir sur le troisième pic. On monte très-rapidement, dès le point de départ, à travers des amas de neige et des roches escarpées sur lesquelles il faut s'élever comme par une échelle. Il faut deux heures pour atteindre le sol qui se trouve à la base du pic, et d'où l'on domine sur le vallon de l'*Oulette.*

On voit alors en face et dans la ligne méridienne ce troisième pic sur lequel on peut gravir, sans de grandes difficultés, à travers des fragmens calcaires qui couvrent tout le flanc de la montagne. Avant d'arriver au sommet, on traverse plusieurs tas de neige

neige qui se prolongent jusque dans l'enceinte du cirque par une pente assez rapide, ce qui commande quelques précautions pour le passer; il faut encore une heure de marche pour atteindre le sommet d'où l'on domine toutes les hauteurs voisines. Alors se voient, dans toute leur étendue, ces larges ravins, ces immenses anfractuosités qui séparent les sommités jumelles, dont les arêtes, coupées à pic, ôtent tout espoir de communiquer de l'une à l'autre; chacune est entourée d'un vaste glacier d'une profondeur incommensurable, que l'observateur étonné considère, avec effroi, d'une élévation que la vue ne saurait apprécier.

Toutes ces neiges, toutes ces glaces ne forment qu'une seule masse, dont le centre se trouve entre les trois pics, et les hauteurs situées plus au midi. De ce centre, dont la surface est immense, partent des prolongemens qui s'étendent de tous côtés, entre les différens mamelons des montagnes circonvoisines, et parviennent jusqu'aux sommets des vallées qui aboutissent à *Vignemale*, pour fournir à l'écoulement de divers Gaves ou torrens : le plus considérable de ces prolongemens paraît être celui qui descend dans la vallée d'*Ossoue*; il est probable que ceux qui se dirigent du *côté de l'Espagne* sont moins étendus.

CHAPITRE V.

Du Monné.

Les baigneurs font à ces lieux des visites solennelles ; on fait en sorte d'être nombreux ; on simule une caravane ; on mène des porteurs dont la force, l'agilité, la gaîté et le bon appétit ne sont pas les choses qui surprennent le moins : il faut surtout porter abondamment des vivres. Les heureuses dispositions qu'on a toujours dans ces courses, sont augmentées par l'air vif qu'on y respire, par la singularité des sites, et d'autres circonstances qui font de ces parties d'agréables distractions. L'homme fort n'eut jamais à se reprocher cette curiosité ; son corps en revient plus vigoureux, son esprit plus satisfait ; elles sont parfois aussi, pour les malades, le motif d'un exercice salutaire. L'énormité des masses, l'irrégularité des vallées, et les autres objets qu'on y trouve, forment un ensemble qui n'a rien d'égal dans les Pyrénées ; ils offrent surtout un grand intérêt aux hommes accoutumés à méditer sur les grandes révolutions de la nature, qui oublient, dans ces lieux, Gavarnie et ses beautés, pour n'admirer qu'eux seuls.

Avant de quitter nos montagnes, ils visiteront *Monné*, placé à l'ouest de Cauterets. Tout ce qu'une plaine immense et des pics multipliés peuvent présenter de remarquable, ils l'apercevront de cet observatoire magnifique. C'est lui, en effet, que doivent gravir ceux qui, dans un moment, veulent saisir l'ordonnance générale de la chaîne, et la position respective des masses dont elle est formée : tout s'y présente sous des aspects ravissans ; leur rapprochement ajoute à tout ce qu'ils ont de majestueux ; c'est à tort qu'on lui préférerait le *Pic du midi.* Placé comme lui presque en avant des Pyrénées, on dirait, vu de la plaine, qu'il domine les monts supérieurs qui l'entourent.... Très-escarpé du côté d'*Azun*, il est facilement accessible en partant de Cauterets.... Le chemin de *Cambascou* est celui qui conduit à *Monné;* rendu à *Arresto*, on longe ensuite un instant le Gave de ce nom ; on admire avec frayeur les éboulemens qui ravagent ce versant et les fouilles de l'ardoisière. Il faut demi-heure pour arriver au pont sur lequel on traverse le torrent : on se tourne à gauche, et l'on grimpe un des sentiers rapides pratiqués sur cet énorme renflement; le gazon qui les couvre le rend très-glissant ; tous sont rudes. On atteint bientôt *Cinquet*, petit plateau où se trouvent quelques cabanes, des bergers, plusieurs sources d'eau vive. De vertes pelouses qu'arrosent ces eaux limpides, invitent à se reposer. Le chemin est toujours dans la gorge, qui devient plus évasée à mesure qu'on s'élève ; des moutons suspendus sur les flancs des monts qui la bordent, y paissent le thym et le serpolet. En s'élargissant, cette gorge devient un instant moins inclinée : les pentes sont partout herbeuses. Divers plateaux, nommés *Cuyeous*, coupent en plusieurs sens cette espèce de val qui, dans cet endroit, communique aux *Gers de Serres*. D'ici paraît *Peyrenère*, sommité isolée, aride et très-aiguë où se voit une brèche spacieuse, dirigée du nord au midi, qui sert de passage aux nombreux habitans de ces grands précipices. Le dernier de ces plateaux, appelé *Cinquet Chibirou*, est parfois occupé par des neiges, lorsque l'hiver a été nébuleux et très-froid. On se repose encore avant d'entreprendre l'ascension de *Monné*, qui est longue et pénible. Les moindres sons y sont réfléchis. On entend trois échos bien distincts à de très-petites distances. Ici nulle trace de végétation; des joubarbes, des saxifrages, quelque géranium, parent de loin en loin les faces de ce roc rapide. On n'entend plus ni torrent, ni cascade; les izards et les aigles habitent seuls ce désert. Les neiges même n'y tiennent plus, si ce n'est dans les cavités et sur quelques rebords; en un mot, rien n'y renouvelle le sentiment de la vie; la plus affreuse stérilité déclare à chaque pas son antique décrépitude... On monte par des sentiers étroits, tracés obliquement, repliés l'un sur l'autre, et comme en zig-zag, sur le flanc de la montagne. Lorsqu'on n'a plus que quelques toises à grimper, les difficultés augmentent; des pentes de neige durcie vous arrêtent: d'un côté, les escarpemens sont rapides; en traversant les neiges, on arrive plus vite; le danger est nul, si l'on a des crampons et des bâtons ferrés; on aboutit à une espèce de col, et bientôt, par des gradins que présente une roche presque droite, on atteint le but; de l'autre, on monte à pic; il faut ici bien assurer ses pieds, s'aider souvent des mains, et choisir toujours des roches bien assises; on s'élève ensuite jusqu'à la cime, en longeant le versant d'*Azun*; si cette ouverture est occupée par des monceaux de glace, comme il arrive quelquefois, elles bouchent le passage, et l'ascension de ce côté est impossible; il faut dans ce cas se diriger par les neiges.

Parvenu à la crête, qui n'a que trois à quatre pieds de large dans toute son étendue, on jouit d'un spectacle difficile à décrire... Directement au midi, se déploient l'enceinte du lac de *Gaube*, les cascades multipliées qui descendent du *Vignemale*, et ses glaciers resplendissans ; au milieu d'eux, naissent les trois sommités jumelles, dont la teinte sombre contraste agréablement avec la blancheur éblouissante de ces neiges durcies.... *Culaus* s'y trouve encore avec ses horribles anfractuosités. Au sud-ouest des glaciers, on aperçoit *Camalès* et *Hiqueuncle*, limite imposante de deux empires. Entièrement à l'occident, paraît le *pic du midi* de Pau, dont la cime est bifurquée et les faces irrégulières.... On découvre au bord de l'horizon, vers le sud-est, *Marboré*, la *Fausse Brèche* et celle de *Roland*, dominée par les tours majestueuses de ce mont célèbre ; plus loin et du même côté, on voit la tête du *Mont perdu*, ses éternels frimats, sans cesse couronnés de nuages ; on voit encore *Neoubielle Bergouns* et mille autres sommités, dont les beaux aspects vous ravissent. En avant de la chaîne, et à une grande élévation, se montre le *pic du midi de Bigorre*, avantageusement situé, et très-accessible. Au nord, se déploient les vastes plaines du *Béarn*, de *Bigorre* et des départemens circonvoisins. De ce côté enfin, l'œil s'égare jusqu'aux lieux éloignés où l'azur du firmament et la teinte sombre des terres unissent et confondent leurs bornes.... Après avoir joui de ce majestueux tableau ; après avoir considéré les configurations bizarres, les anfractuosités horribles, les fissures profondes, les couleurs rembrunies et sauvages de ces monts nombreux, on rabaisse ses regards avec plaisir sur les objets, qu'on touche presque, de ce grand observatoire. Des précipices vous entourent ; le versant d'*Azun* n'offre de toutes parts que de larges ravins, des amas effroyables de décombres qui terminent le val de *Bun* ; tout y fournit l'aspect d'un riant jardin qu'arrose le *Gave*, dont l'œil se plaît à parcourir les sinuosités. Celui du midi ne présente que des escarpemens épouvantables, d'immenses fondrières et le dos écorché des montagnes de *Lys*, au fond desquelles on aperçoit les plateaux de même nom. On voit aussi *Cambascou*; il arrive parfois d'entendre les bêlemens des troupeaux qui le couvrent. Alors on est agréablement distrait sur ces hauteurs où tout est silencieux, effrayant, où l'on se croit abandonné de la nature entière. Le lac d'*Illheu* se montre à la gauche des sommités de *Lys*; les eaux en sont bleuâtres et paisibles, les monts qui les bornent âpres et décharnés. Cauterets paraît à une grande profondeur; les pics des *Bains* et de *Péguère* semblent avoir perdu de leur élévation; leur niveau paraît le même; leurs crêtes dentelées possèdent quelques pins antiques que le hasard y a placés de distance en distance. La vue en est jolie.... Tout près, vers le nord, ces monts s'abaissent et forment divers amphitéâtres de collines qui s'étendent jusqu'aux vallons de *Sales* et d'*Argelès*, dont on admire la pompeuse culture. On quitte enfin cette sommité schisteuse, plus difficile à descendre qu'à gravir.

CHAPITRE VI.

Considérations sur les vallées, etc.

CES descriptions sont sans doute imparfaites. Il n'est pas facile de faire partager la surprise et l'intérêt que cause la présence de ces nombreux accidens où la nature semble avoir déployé sa magnificence : les sens en sont ravis ; l'imagination en est frappée, et l'on devine, sans effort, les salutaires impressions que doit produire leur fréquentation répétée, sur ceux qui viennent user de nos thermales. Il ne peut être qu'elles ne contribuent pour beaucoup aux bons effets qu'on attend de leurs vertus.... Mais n'y-a-t-il que leur forme d'admirable, et est-ce un moindre sujet de curiosité que la connaissance de leur bizarre et imposante structure ? N'est-il pas naturel de chercher à en assigner les causes et les moyens ? On me permettra donc quelques réflexions sur ce sujet important, et des détails sur le climat, la nature du sol et ses productions dont l'utilité est partout et depuis long-temps reconnue, mais dont il faudrait ici apprécier l'influence avec une scrupuleuse exactitude.

Les bassins des Pyrénées, disent certains géologues, ont été, à des époques inconnues, d'abord comblés, puis des lacs que des secousses ont détruit ; nos vallées seraient considérées par eux comme de grandes fentes, produites par la rupture ou l'écartement de nos montagnes que ces descentes traversent.

Cauterets aurait donc été primordialement un lac, ou bien son fonds serait le résultat d'un affaissement ou d'une élévation des faces opposées. Le même changement aurait produit les gorges supérieures.

Pour ces hommes de génie, les vallées ne seraient donc pas de formation première ; elles ne seraient pas aussi anciennes que les monts qui les dominent, aussi nécessaires qu'eux à la salubrité, à la culture... Quelque grande qu'on suppose notre crédulité, peut-on se persuader que des secousses violentes, des mouvemens intestins, des agens destructeurs aient amené les singularités frappantes que le globe nous offre ? le feu ne paraît pas avoir produit celles qui nous occupent ; le sol ni les parois de nos montagnes ne présentent, d'aucun côté, les indices de son action ; rien ne démontre qu'ils aient été exposés au contact d'une masse incandescente. Ici point de laves, point de basaltes, nul vestige de volcans éteints ; nos montagnes sont par couches ou par gros blocs ; tout y paraît régulier ; une main sage les a formées.... Sont-ils aussi symétriquement arrangés les amas créés, tout-à-coup, par les tremblemens de terre, par les feux souterrains ? et si les eaux ont creusé ces vastes excavations, comment les masses entraînées ont-elles moins résisté que celles qui sont existantes ? Leur nature était-elle plus friable ? mais les sommités de monts que nous voyons encore, sont bien moins durcies que le sol de ceux qui ont disparu.... Quelle était donc grande leur force d'inertie ! et que pouvaient contr'elle les oscillations d'une mer agitée ? que peut encore aujourd'hui l'océan furieux contre les rochers où ses vagues se brisent ? Non, ce n'est point à des agens destructeurs que sont dues nos fertiles vallées ; elles ont été créées en même temps que les montagnes ; elles sont l'œuvre du sublime architecte ; elles sont ainsi, parce que sa volonté les fit telles ; parce qu'elles ne sauraient être mieux pour notre utilité particulière, pour la solidité du globe.

Croirons-nous mieux que les vallées et les bassins élevés aient été dans quelques temps des lacs ? Que sont donc devenus les matériaux immenses qui comblaient ces vallées nombreuses, au moment où la mer en agita les fondemens ? Que sont devenus surtout les débris des digues naturelles, de ces amas d'eau autrefois si multipliés ? Ils n'ont pu se pulvériser ; les éboulemens, les alluvions qui se renouvellent depuis des siècles, offrent sans cesse des phénomènes semblables. On voit toujours que les atterrissemens que forment les torrens et les avalanches, contiennent de grandes masses : témoins, le chaos de Gavarnie, la route entière de *Cauterets* au lac de *Gaube*, où l'on voit mille fois plus de ruines et de décombres, que dans la gorge de *Pierrefitte* à *Cauterets*, qui dut cependant s'ouvrir en entier, pour laisser échapper les eaux que contenait cet ancien lac. Pareil phénomène, et sans doute à la même époque, a dû arriver en *Azun*, à *Barèges* et dans les autres endroits des Pyrénées. Qu'on compare ces bouleversemens à ceux que nous voyons de temps à autre, et qu'on se demande s'ils ont pu survenir ?..... Quoi ! une avalanche entraînera des atterrissemens énormes ; des vallées entières se formeront ; les montagnes s'écrouleront à des profondeurs considérables, et nul vestige ne se montrera ! Parcourez la plaine d'*Argelés* ; cherchez-y les roches que dûrent y porter les lacs d'*Azun* et de *Barèges*, le jour où leurs eaux rompirent leurs digues, vous y trouverez du sable, quelques schistes, des cailloux roulés, peu de roches calcaires, mais nul morceau de pierre subitement formée, nul bloc de grandeur extraordinaire que de pareils désastres produisent toujours !

Vallée. — Quoi qu'il en soit de ces conjectures, la vallée de Cauterets est dans une direction opposée à la chaîne principale ; sa longueur est d'une lieue ; son fonds est étroit et irrégulier ; sa profondeur considérable ; son élévation d'environ 400 toises ; barrée au midi par la montagne de Hourmigas, elle reçoit sur plusieurs points cinq ou six vallons latéraux beaucoup plus élevés qu'elle. Les monts qui la bordent, ne présentent point des étranglemens, ni des renflemens alternatifs ; leurs flancs, quoique escarpés, tiennent à une souche solide. Son sol composé de gros cailloux roulés, et autres débris de roches primitives, est recouvert d'une terre sablonneuse et légère.

Minéraux. — Le Limaçon présente des monticules et des quartiers de belles roches calcaires, échappées des hauteurs opposées. Leurs renflemens se touchent presque dans cet endroit ; et si dans aucun temps l'enceinte du vallon a été occupée par un lac, sa digue naturelle commençait au Limaçon.

La base des monts voisins est encore calcaire ; il faut ensuite s'élever jusqu'aux hauteurs du *Vignemale*, pour trouver cette roche en masse d'une énorme grandeur.

Le *schiste* abonde à Cauterets en plus grande quantité que le marbre ; les monts parallèles de Pierrefitte au Limaçon, sont presque tous schisteux, formés par feuillets très-épais, et de couleur brunâtre. *Péguère*, du côté qui borde le Gave de Cambascou, a sa base schisteuse, et l'ardoise qu'on en retire est bleuâtre, sonore et très-compacte ; il n'en est pas de plus estimée.

Le *granit* principalement compose nos montagnes : plusieurs de celles de Cauterets offrent partout de grosses masses de cette roche primitive, où nulle stratification n'est apercevable ; d'autres ont à leur surface des bandes bien déterminées, sans qu'aucun indice fasse présumer que ces couches se continuent dans l'intérieur. Celles qui avoisinent les eaux minérales, sont sans doute interposées par des bancs argileux et calcaires, entre les joints desquels ces sources filtrent. Ces divisions, quoi qu'on en dise, ne sont point régulières; elles varient même à l'infini dans chaque montagne, dans chaque groupe, aussi bien que leur inclinaison; peu de ces montagnes sont de granit pur; leur nature est fort hétérogène. Le mica, le quartz, le spath, souvent même une substance métallique, en sont les élémens les plus considérables; aussi les masses échappées qui couvrent nos prairies, et celles plus grandes encore que le *Gave* a roulées, varient-elles beaucoup pour leur dureté, leurs couleurs et la finesse de leur grain.

Nos monts contiennent encore quelques autres productions pierreuses, comme cristaux de roche, etc., et sans doute aussi des mines, ainsi que le prouvent certains fragmens que le Gave, dans ses débordemens, a portés dans la plaine, et dans lesquels on trouve des paillettes de cuivre, d'argent; le fer aussi en colore beaucoup; on voit encore de la plombagine dans quelques-unes. Ces mines sont en trop petite quantité, et d'une exploitation trop difficile, pour qu'on y travaille jamais.

Telles sont à peu près la nature et la manière d'être des substances contenues dans nos montagnes, si différentes d'ailleurs par leur hauteur, leur forme, l'inclinaison de leurs faces correspondantes, et la situation respective de leurs couches.

Plantes. — Les cimes des monts possèdent le *pin de Riga*, à tige rouge et résineuse; le *Marcadau* et *Péguère* possèdent le *laricio de Corse*, remarquable par sa hauteur. Le sapin abonde dans nos contrées;

on en trouve beaucoup dans les vals de *Gerret* et *Lutour*. A de moindres hauteurs, on voit le hêtre et le chêne. La plaine n'offre que des frênes, des noyers, des cérisiers, différens peupliers; on y voit aussi des platanes, des tilleuls, des acacias, des saules pleureurs, des noisetiers, etc.

Les vallons et les jardins possèdent les légumes et les simples qu'on voit partout.

Quelques monticules fournissent le caille-lait, plusieurs campanules, la douce-amère, l'œillet, la bugle, la bétonie, l'origan, la serpolet, l'arrête-bœuf, des mousserons et des morilles, etc.

Catarrabe et *Canseru* présentent de plus la grande consoude, la fumeterre, l'osier blanc, la garance, le buis, le houx, et deux variétés de navets d'un goût exquis.

Les haies offrent partout l'aubépine, le cynorrhodon, le liseron des champs, le chèvre-feuille, le sureau ordinaire, la saponaire, le fraisier et le lierre terrestre, etc.

Dans les champs cultivés, on voit l'orge, le seigle, le petit millet, le blé sarrasin, peu de froment, d'avoine et de maïs; les lentilles y croissent encore; le lin y vient aussi.

Enfin les vals, et plus particulièrement celui de *Gerret*, offrent au botaniste plusieurs espèces qu'on chercherait en vain dans les bas-fonds. Les souches, à fleurs corymbifères, d'un bleu tendre, se présentent à l'entrée. Le lac de *St.-Martin*, à la gauche du Cériset, offre en quantité des sorbiers des oiseaux, le sureau à grappes rouges, des valérianes, des gentianes, plusieurs véroniques, des pentes entières couvertes de fraisiers, framboisiers, des raisins d'ours, des centaurées, la cynoglosse, l'ellébore, le garou et du beau rodendron, etc.

Après le Pont d'Espagne, *Leclot* contient la digitale pourprée, l'aconit, de belles saxifrages. Le chemin n'offre que des orchis et de grandes gentianes; celui de *Liscy* présente de plus des asphodèles; les forêts qui entourent ce plateau, de même que *Lutour*, contiennent abondamment des potirons et des morilles plus noires, plus grosses que celles qu'on cueille dans nos prairies, mais moins estimées que ces dernières. Il serait trop long de rapporter toutes les espèces que récèlent nos vallées, surtout la classe très-nombreuse des lichens; nous citerons cependant le *lichen parellus*, très-utile pour la teinture.

Animaux. — Les animaux sont ici moins variés et quelques-uns moins nombreux que dans d'autres contrées; mais aucun ne semble y dégénérer. La vipère est le seul reptile venimeux qu'on y rencontre; les couleuvres s'y trouvent en grand nombre.

Les *insectes* (papillons) y sont nombreux; ceux des montagnes ont leurs couleurs plus vives et plus variées.

Parmi les *oiseaux*, on distingue le coq de bruyère, le geai, le pinson, la pie, les perdrix grise, blanche et rouge; des grives et des cailles; des palomes. Dans l'hiver, les canards sauvages et les flammans couvrent le Gave. Les milans y vivent toujours, de même que les corneilles dont nous avons deux variétés, et les aigles.

Les cimes les plus aiguës et les plus désertes sont fréquentées par les izards; malgré leur légèreté, nos montagnards leur font la chasse avec succès; il en est même qui n'en promettent jamais en vain. Nous avons aussi des loups, des boucs sauvages et des ours. Les blaireaux, les renards, l'écureuil, le lièvre, etc., habitent les lieux inférieurs, boisés et caillouteux.

La *truite* est le seul poisson que nos Gaves fournissent; elle diffère dans chacun pour le goût et la couleur; celles de *Lutour* et de *Cambascou* sont plus noires. Les truites saumonées du lac, sont les plus estimées.

Les animaux *domestiques* sont la poule, le canard, la vache et la chèvre, le cheval, la brebis et le chien de berger, remarquable par sa taille, son courage et la longueur de son poil.

L'homme, à Cauterets, est d'une haute stature, bien fait, agile; son teint est frais; assez laborieux; il est aussi intrépide; généralement il est vain et intéressé; grand marcheur; très-gai; il plaisante avec finesse, même au milieu de ses pénibles occupations. Il a de l'esprit, mais peu le cultivent, et ce don précieux le rend verbiageur et pédant; la danse et les jeux fatigans sont ses amusemens ordinaires. Il excellait autrefois à lancer la hâche, la pierre, et l'on voyait souvent des Basques fameux et des Béarnais, adonnés à ce genre d'exercice, se rendre à Cauterets pour essayer leur force et leur adresse, et se retirer presque toujours vaincus et humiliés.

Le sexe, quelquefois joli, y est toujours gracieux; les femmes y ont la taille svelte et bien prise; elles ont les yeux noirs ou châtains, leur physionomie est douce et vive, leurs chairs belles, leurs dents très-blanches. Plusieurs ont leur contenance et leur manière d'être hommasses, ce qui provient sans doute des travaux fatigans auxquels elles se livrent dès leur bas âge. Elles sont pubères de douze à dix-huit ans; toutes allaitent leurs enfans.

Les mariages y sont heureux; le grand concours d'étrangers qui s'y rendent chaque année, n'a pas visiblement altéré leurs mœurs; on ne s'y ressent point encore de la corruption des vastes cités. Les habitans, il est vrai, durant la saison des eaux, sont entièrement occupés de leurs affaires; leur esprit, tourné au travail, n'a pas le loisir de se livrer à d'autres objets.

La classe des cultivateurs et des bergers y vit long-temps ; parmi eux, les octogénaires sont en grand nombre. Celle des manouvriers, les porteurs surtout vivent peu : à soixante ans, sans exception, ils sont déjà caducs ; livrés à des travaux plus pénibles, ils hâtent encore leur décrépitude par leur intempérance.

En général, leur nourriture est bonne et bien apprêtée ; leur pain est fait avec du seigle et du froment : ils abusent du maïs et du laitage : depuis quelque temps, toutefois, ils en mangent moins ; ils boivent aussi plus de vin, et cette modification dans leur régime, rend moins communes les affections du système lymphatique... Dans l'été, les tables y sont bien servies ; le pain, le veau, le mouton, la pâtisserie et le laitage y sont exquis.

L'eau est leur boisson ordinaire dans toutes les circonstances où ils se trouvent, mais l'eau glaciale, battue des torrens, fournie par les neiges fondues, et presque jamais l'eau de source, quoique nous en ayons plusieurs : l'étranger préfère ces dernières ; il craint avec raison l'eau vive du Gave, dont l'impression stimulante produit souvent des désordres chez les personnes habituées à une boisson moins pure et moins froide.

La température varie singulièrement à Cauterets dans toutes les saisons de l'année. Le froid sec y est vif et continu dans l'hiver ; le lait, le vin, y sont ordinairement congelés ; l'humidité l'accompagne presque toujours ; il est alors plus impressionnable et plus malfaisant : aussi lui voit-on produire toutes les affections dites catarrhales, provenant d'une transpiration dérangée.

Dans le printemps, le froid et l'humidité se continuent jusqu'à la fin d'avril. Les mois de mai et de juin sont ordinairement très-beaux ; les vents se taisent, le temps est calme ; juillet est souvent brumeux ; août est sec et chaud ; septembre et octobre sont beaux, les matinées et les soirées en sont fraîches ; il neige ordinairement les premiers jours de novembre ; le temps est ensuite froid et sec le reste de ce mois ; enfin décembre amène les frimats, et jusqu'au mois de mars, Cauterets n'est qu'un désert affreux.

Les vents du nord-ouest règnent quasi toujours à Cauterets dans toutes les saisons de l'année ; celui du sud soufle quelquefois aussi. On doit au premier toutes les maladies à types différens, à élémens simples, inflammations, lésions des premières voies auxquelles les habitans sont d'autant plus sujets, qu'ils mangent beaucoup de laitage et de maïs, alimens peu toniques. Essentiellement faibles et susceptibles de réaction, les élémens nerveux compliquent parfois leurs affections. On voit ces complications funestes dans l'été, lorsque le vent du midi soufle.

Les vents, d'ailleurs, n'y sont dangereux qu'en changeant brusquement la température ; ils ne charrient jamais des miasmes nuisibles ; leurs qualités premières sont en outre altérées par les glaces et les neiges qu'ils traversent, et celui du midi, par exemple, n'anéantit jamais l'énergie musculaire, comme il le fait à Montpellier et à Naples. Ainsi ces transitions, heureusement ménagées, éloignent presque toute disposition maladive, et entretiennent la santé et la vigueur des habitans.

Maladies. — La gravelle et la phthisie sont deux affections assez communes ; les femmes surtout éprouvent cette dernière ; très-irritables, épuisées par un long alaitement, elles font encore des excès dans

le

le vin ; celui-ci agace les poumons, y produit des tubercules, l'étisie et la mort.

Goître. — Cauterets possédait jadis quelques familles goîtreuses ; il n'en existe plus aujourd'hui. Toutefois, le crétinisme n'y fut jamais endémique comme dans la vallée d'Argelés et autres parties des Pyrénées. Les personnes atteintes de cette tumeur, souvent hideuse, étaient toutes pauvres ; elles habitaient des lieux bas ; l'air qu'elles respiraient était tour-à-tour froid ou chaud, mais toujours humide, leur nourriture grossière et de digestion laborieuse. Le goître accompagnait alors comme aujourd'hui les constitutions cacochymes, dans lesquelles la *diathèse scrofuleuse* se montre sensiblement. N'est-il pas, quoi qu'on en dise, une modification de cette maladie ? et toutes les circonstances morbifiques qui affaiblissent la puissance vitale et altèrent le corps, ne produisent-elles pas le développement de la glande thyroïde et celui du système lymphatique ? Ces tumeurs sont, chaque jour, plus rares chez les gens aisés, qui, mieux vêtus et mieux logés, usent modérément d'un vin et de mets fortifians. On les voit disparaître chez les enfans, à qui l'on donne, les premières années de leur vie, différens remèdes, et particulièrement ceux qui, en détournant la marche des modifications vitales, appliquées à former le goître, appellent la sensibilité sur l'action délétère de ces substances, et suspendent sa formation. Ces moyens en ont guéri plusieurs, d'autres ont été arrêtés au milieu de leur accroissement, même chez les personnes héréditairement infectées, car le goître est un héritage funeste qui se perpétue même dans les familles qui évitent avec le plus grand soin les causes qui l'ont originairement produit. Les exemples en sont incontestablement vrais et malheureusement trop nombreux.

C'est là, sans doute, sa véritable étiologie, et si les habitans de Cauterets en sont maintenant privés, c'est qu'ils vivent autrement que leurs aïeux. Qu'on ne dise donc plus que le goître n'atteint que ceux qui s'abreuvent d'eau de neige, que ceux plus nombreux encore qui sont soumis à l'influence continue d'une chaleur humide. Les efforts que nécessite un accouchement laborieux et tout autre mouvement violent, ne seront plus regardés que comme propres à l'aggraver; on songera moins encore à l'attribuer, avec *Wichman*, à l'habitude où sont les montagnards de porter de lourds fardeaux sur la tête, et de grimper et de descendre ainsi les pentes élevées qu'ils habitent. Nulle part, en effet, on ne boit plus d'eau de neige qu'à Cauterets; dans aucun lieu non plus on ne fatigue davantage à porter de grands poids, puisque la récolte est ainsi charroyée à de grandes distances par des chemins sans cesse montueux. J'ai même remarqué qu'aucun de nos porteurs n'est goîtreux, et l'on sait s'ils sont accoutumés à ce métier pénible.

Conçoit-on pourquoi M. Smith a classé le goître parmi les hydropisies? Cette idée qu'on a qualifiée d'ingénieuse me paraît absurde. Les analogies desquelles on a encore appuyé cette opinion, sont déplacées; car, quelle ressemblance trouve-t-on entre le brochocèle et la tumeur du col, produite par un spasme dilatatoire qui survient chez quelques femmes à leurs époques? on ne saurait non plus y voir un emphysème: chez les enfans ainsi que chez les gens âgés, à son début comme dans son plus grand développement, cette tumeur est dure, grumuleuse, skirreuse. Enfin, concevrait-on mieux le goître en admettant que *l'irritation*, ce nouvel agent de tous nos maux, dispose la glande thyroïde à sa formation et en fait la seule essence?

Ces réflexions feront du moins douter de l'influence des causes qui ont toujours été jugées favorables à sa production ; le succès du traitement convaincra les vrais praticiens, et le goître ne sera pour eux qu'un des enfans de la diathèse lymphatique.

Toutefois, sa cause formelle embarrasse, et le naturaliste reste en droit de demander ce qui dispose la glande thyroïde à ces engorgemens quelquefois monstrueux, plutôt que toute autre partie du système auquel elle appartient. Certains goîtreux, en effet, n'ont aucun autre signe d'affection écrouelleuse ; à cette tumeur près, ils sont l'image de la meilleure santé ; chez eux, la diathèse a perdu de son énergie ; leur corps s'est fortifié de génération en génération par le régime ; la thyroïde seule se ressent de ses premières impressions ; et je serais porté à croire que, dans ces cas très-communs, ces cagots n'ont été influencés par aucun agent extérieur ; mais qu'ils portent en naissant le germe de ce mal singulier. D'autres, au contraire, fortement infectés de ce virus, ayant les glandes du col et des aisselles en suppuration et leurs articulations ulcérées, sont néanmoins privés du goître. Pourquoi, quand la lymphe est corrompue, quand le système est atteint, la glande thyroïde est-elle intacte ? Pourquoi aussi, dans le premier cas, n'y a-t-il qu'elle de malade ? N'y a-t-il pas une cause particulière, une disposition spécifique de l'organe où il siége, et ne pourrait-on pas dire que la thyroïde manquant de cette disposition, le goître ne survient jamais, la lymphe fut-elle infectée ?

Plus généralement, les cagots sont écrouelleux : on voit chez eux, avec le goître, un teint plombé et bouffi, les glandes cervicales gorgées, l'esprit tantôt lourd, tantôt précoce. Le goîtreux, en un mot, n'est qu'un cagot dégénéré ; il conserve toujours un peu de son allure, et souvent aussi une médiocre intelligence.

Les cagots furent, sans doute, une nation défaite, obligée à fuir dans des pays malsains, non habités, dont la position leur ménageait une retraite assurée ou une défense facile. En proie aux privations, impressionnés par un air infect, mal abreuvés, rongés par les chagrins, affaiblis par la misère, ces peuples furent atteints de maux nombreux, peut-être même de maladies nouvelles; les premiers, ils durent éprouver les affections du système lymphatique que ces causes produisent si bien.... Plusieurs succombèrent. Abhorrés de leurs voisins, ceux-ci les privaient de tout ce qui pouvait leur être utile. Devenus hideux par leurs maux, on finit par les fuir comme une race dégénérée et avilie.... Unis, pour s'opposer à une plus rude servitude que leur faisait redouter l'état abjet où ils étaient réduits, ces proscrits contractèrent entr'eux des alliances; ils confondirent ainsi leurs infections, et les enfans portèrent l'empreinte de leur difformité. Par succession des temps et par l'influence des mêmes causes, leurs maux firent des progrès inconnus, et le goître ne fut qu'une extension des vrais scrofules. Placée loin du centre de la vie, la thyroïde fut la dernière atteinte; inhérent enfin à la constitution, pas un individu n'en fut exempt.

Réputés infâmes, long-temps séquestrés de ce qui n'était pas eux, ces préjugés enracinèrent ce vice et l'aggravèrent; ils s'affaiblirent toutefois, et plus humains que leurs pères, les descendans de leurs vainqueurs finirent par les plaindre et par adoucir leur sort jusqu'à ce moment si malheureux. Dès-lors ils vécurent mieux; les communications une fois rétablies, leur aisance augmenta; leurs habitations furent plus saines, leur sol mieux cultivé, l'air ne contint plus de miasmes dangereux; dès-lors survinrent dans leur santé d'heureux changemens. D'âge en âge, leur tempérament a repris de sa vigueur primitive; l'équilibre a été rétabli entre tous les systèmes, et le lymphatique n'est plus atteint de cette disposition comme spécifique, que chez un petit nombre d'individus soumis aux causes qui la produisirent originairement.

La thyroïde fut la dernière atteinte; elle sera aussi la dernière à guérir. Espérons qu'un régime plus sain, que l'emploi bien entendu de remèdes reconnus utiles (1), que l'usage modéré du vin surtout et des mariages bien assortis, feront insensiblement disparaître cet état morbide amené par tant d'erreurs de régime et tant de causes morales énervantes.

---

(1) Je dis l'emploi bien entendu; car, j'ai vu une famille, soumise depuis quelque temps à l'usage de l'iode, à des doses recommandées, n'en tirer aucun bien contre le goître, mais éprouver une foule de phénomènes très-malheureux; l'aînée des demoiselles éprouva, un an entier, des tremblemens continuels, violens, des coliques, un appétit vorace, suivi néanmoins d'une extrême maigreur. Le lait d'ânesse et des bains doux mirent fin à cette espèce d'empoisonnement.

CHAPITRE VII.

De la chaleur des eaux minérales.

Quelle est la cause qui préside à ce phénomène? Voilà ce que nos pères, avant nous, avaient cherché à concevoir. Que de suppositions gratuites! que d'efforts d'esprit et d'imagination, pour n'obtenir que des résultats qui blessent à la fois la raison et le bon sens, et presque toutes les notions des sciences, à l'aide desquelles on voulait expliquer ce singulier accident! Leurs successeurs n'ont pas été plus réservés ni plus sages : lever le voile qui couvre cette opération mystérieuse, et par rapport à nos eaux si régulière, leur a paru chose fort curieuse et faite pour occuper leurs loisirs! Eh! qui ne se laisserait entraîner par ce désir si naturel d'approfondir une opération à laquelle nos eaux doivent leur principale vertu! Nous n'y résistons pas nous-mêmes, et nous allons analyser les théories les plus ingénieuses, comme vraisemblables pour bien des personnes et satisfaisantes pour tous.....

On attribua d'abord, ainsi qu'il était naturel de le faire, la température de nos eaux à des feux souterrains qu'alimentaient d'immenses forêts et autres corps organisés, parure des monts de formation première, et qui s'écroulèrent dans un renversement général dont on ne précise point l'époque. Ces substances fourniraient à nos eaux la chaleur, le gaz, les sels et les autres principes que les analyses y rendent sensibles. Supportables pour les pays où les eaux minérales sont voisines des volcans, cette hypothèse ne peut convenir à celles des Pyrénées où de pareils accidens sont inconnus, et où l'on ne voit aucun vestige de ces changemens terribles qui désolent tant de lieux montagneux et plus particulièrement les environs de Naples. Nos bains offrent partout des roches bien assises et une fraîcheur de végétation qui prouve hautement contre toute cause de destruction. Sans doute, des réservoirs de feu existent ; des courans d'air, des matières grasses et sulfureuses les entretiennent ; mais aucune éruption ne s'est faite aux Pyrénées ; rien n'y manifeste la présence des volcans, et cette cause de la chaleur des eaux est, par rapport aux nôtres, très-invraisemblable. Intéressante d'ailleurs à bien des égards, cette opinion est insuffisante pour expliquer certaines particularités dont nous parlerons dans la suite.

Peu satisfait de ce système, *Lemaire* supposa que la fermentation produisait la chaleur de plusieurs sources ; il le fit avec candeur, en avouant son embarras pour assigner leur nature et le comment de cette fermentation ; il ne détermina jamais les substances qui la procréaient par leur mélange. Mais des chimistes, ses zélateurs, furent moins timides ; imaginant qu'il y avait entre leurs procédés et ceux de la nature une parfaite ressemblance, ils l'attribuèrent aux affinités chimiques. D'après eux, des acides quittaient leurs bases pour contracter d'autres alliances, et comme il y a toujours du calorique de produit, lorsqu'il se fait une combinaison nouvelle, cette cause de la chaleur des eaux fut jugée suffisante..... Cependant de toutes les sources, les salines sont les moins répandues ; on ne sait pas non plus d'où viennent ces acides, ces alcalis qui, se choquant par hasard, amènent le phénomène le plus uniforme qu'offrent les eaux minérales. Certaines, il est vrai, contiennent des sels; mais elles peuvent les prendre tout formés, en parcourant leurs routes sinueuses, et rien ne prouve la nécessité d'une fermentation; en outre, la légère chaleur qu'amène l'action réciproque de deux corps qui s'unissent, rend-elle raison de l'excessive température de l'eau de *Balaruc*, par exemple. Pour elle, ainsi que pour celles dont les principes sont les gaz et le soufre, il faut avoir recours au moyen général dont se sert la nature pour réchauffer nos eaux, et reconnaître la futilité de la fermentation.

Fondés sur des expériences séduisantes, des physiciens croient aujourd'hui que la chaleur des eaux est due à la décomposition des pyrites martiales. Ces substances, très-multipliées dans les entrailles de la terre, fourniraient la chaleur par leur arrosement continuel; l'eau, en les dissolvant, causerait ces effervescences qui rendent le calorique libre, le disposent à se combiner avec elle, et à entraîner en commun les gaz et les autres principes qui les minéralisent. Cette hypothèse, vraisemblable puisque nous pouvons, à volonté, soumettre les pyrites à l'action de l'eau, obtenir certains degrés de chaleur, et imiter, en apparence, ces opérations qui se passent dans les souterrains, est loin de réunir toutes les conditions de cet intéressant problème. En effet, il existe des sources très-chaudes (comme *la Reine* à Bagnères) qui ne contiennent ni fer, ni soufre, ni gaz inflammable, ce qui n'arriverait jamais, si l'arrosement des pyrites était la cause unique de leur chaleur. Il y a aussi des eaux sulfureuses dont la température est toujours égale et même moindre que la chaleur atmosphérique. D'ailleurs, les procédés dont se sert la nature pour la décomposition des sulfures, sont-ils les mêmes que ceux de nos laboratoires ? La seule action du liquide sur le minerai, suffit-elle pour séparer le soufre du fer, et donner lieu au dégagement des gaz, à l'aide du calorique qui résulte de ces différentes combinaisons ? Les choses se passent autrement, et l'énorme pression qu'éprouvent les matières fondues au fond des cratères, s'oppose au dégagement de l'oxigène et de l'hydrogène, nécessaires cependant pour altérer les sulfures, puisqu'ils n'agissent que désunis. Le phénomène eût-il lieu d'ailleurs, comme on le dit, et les matériaux fussent-ils en assez grande abondance pour minéraliser nos sources avec cette précision qu'on remarque dans la réunion des mêmes composans, la température invariable de nos eaux ne saurait leur être attribuée.

Par cela seul qu'il n'expliquait qu'incomplètement la cause de la chaleur des eaux, ce moyen a été regardé comme inutile, et des savans ont pensé que le fluide électrique, généralement répandu, pourrait, mieux que tout autre agent, procréer la chaleur des sources minérales ; ils le crurent d'autant plus, qu'ils mettent entre l'action de la chaleur des eaux et celle du feu une grande différence. Nos eaux, disent-ils, possèdent cette activité particulière qui donne aux personnes mobiles ce degré d'énergie que l'électricité seule détermine. A cette propriété, nos innovateurs ajoutent des preuves puisées dans sa manière d'agir sur tous les corps de la nature. Dans ce système, tout concourt, dans les entrailles de la terre, à donner aux courans électriques la plus grande efficacité pour la décomposition des corps : réservoirs d'eau salée, amas de roches métalliques terreuses, torrens immenses de fluide électrique qui viennent s'y condenser, et dont le choc produit des sommes de calorique suffisantes, et même plus fortes qu'il n'est besoin pour maintenir nos eaux à leur température ordinaire ; tout s'y passe, tout s'y travaille au gré de leurs désirs..... Mais le fluide électrique, ou cette cause occulte de tant de phénomènes curieux, traverse quelquefois les corps, les pulvérise sans amener de changement dans la température environnante, et l'on serait tenté d'en supposer de deux espèces. Nos eaux encore ne sont point salines ; elles sont sulfureuses, et leurs principes constituans, très-multipliés, reçoivent difficilement sans préparation le fluide supposé. Il est, en outre, permis de penser que dans ces cavernes mystérieuses, les corps sont rarement placés comme il convient, comme le sont, par exemple, les disques de la pile de *Volta*, et que ce défaut de symétrie rendant la condensation du fluide impossible, l'électricité ne peut être considérée comme l'unique cause du phénomène qui nous occupe.

Ce sont là d'ingénieux systèmes ; mais expliquent-ils la température toujours uniforme de nos sources minérales et cette fixité de principes qui les forment ? M. *Fabas* aperçut leur insuffisance, et tâcha d'y suppléer dans ses *nouvelles observations sur les montagnes, etc.* Cet ouvrage nous semble estimable sous bien des rapports ; l'opinion qui en fait le fondement, est une conséquence des idées brillantes de l'auteur sur la formation des montagnes, et sur le principe qu'il suppose leur donner rang parmi les corps organisés. On ne pouvait choisir une hypothèse dont le crédit fût plus difficile à établir. Les ressources fécondes d'une imagination qui maîtrise les faits, ont répandu un vif intérêt sur une matière véritablement neuve. C'était tout ce qu'on pouvait exiger d'un pareil tour de force, et la critique aurait tort d'observer, avec aigreur, qu'un sujet essentiellement grave ne devait pas être traité comme un roman.

Si donc nous entrons dans l'examen sévère de cette production, nous prévenons d'avance que la réputation de l'auteur nous en fait un devoir, et que pour bien des lecteurs, le charme de cet écrit équivaut assez à une démonstration, pour nous laisser à cœur de défendre la vérité.

Les montagnes, dit M. *Fabas*, ne sont point des êtres bruts; elles ont une organisation particulière dont le but est de puiser, dans l'espace, les élémens des corps que leurs entrailles récèlent. Le soufre, le fer, et mille autres substances que les chimistes considèrent comme simples, ne sont que le résultat de la combinaison variée de l'oxigène, de l'hydrogène, du gaz fixe, du fluide électrique, du calorique et de l'eau, matériaux composant l'essence de l'atmosphère, comme celles des végétaux et des animaux, à quelque peu d'azote près, que les minéraux ne contiennent point.

Ces différens principes absorbés par les montagnes et digérés par cette organisation dont M. *Fabas* n'assigne point la forme, sont métamorphosés par les uns en albestes, par les autres en amiante; certains élaborent l'alun, d'autres les bitumes; plusieurs s'occupent des mines, un plus grand nombre des eaux minérales. Selon cet auteur, un travail perpétuel a lieu dans les flancs comme dans les cavernes de ces masses prodigieuses, que l'ignorant vulgaire avait considéré toujours comme des blocs inertes et sans vie.

Pour apprécier l'existence particulière de nos montagnes, M. Fabas n'a nul besoin de connaître la structure intérieure qui en fait des êtres distincts; leur forme, leur plus ou moins d'élévation, leur grandeur, lui suffisent pour assurer leur individualité et les facultés dont elles jouissent. Ainsi, ces sommités arrondies, ces cimes aiguës et pyramidales, insensiblement produites par des secousses intestines, des pluies abondantes, et tous les météores qui sans cesse ruinent les monts, sont pour lui des signes évidens de leur vitalité et de leur indépendance.

Si nous ajoutons, que les montagnes possèdent un *ciment* qu'elles secrètent, et qui augmente leur force de cohésion, et deux espèces de cheminées ou salses qui, tour à tour, puisent et excrètent les élémens de tout ce qu'elles renferment, nous aurons, en raccourci, la clef de ce système.

Un sentiment si contraire aux idées reçues, devrait, pour être goûté, porter sur des faits certains, des phénomènes constans, et non sur des suppositions ingénieuses qui, pour si ingénieuses qu'elles soient, ne sauraient faire passer dans nos esprits la conviction avec laquelle on paraît les avoir écrites: l'artifice est insuffisant.... Il fallait assigner la nature (1) de cette puissance active, puisant dans l'atmosphère les substances qui la composent; décrire les formes de ces conduits où s'assimilent les élémens absorbés par elle, et dont les singulières facultés font tant varier les productions.... Ces connaissances étaient nécessaires à notre auteur, puisqu'il ne suppose point cette cause occulte, et qu'il lui semble naturel de penser que la nature n'a qu'un mode pour la formation des trois règnes.... Mais si l'organisation bien connue des animaux, ne suffit pas pour expliquer les fonctions sans l'intermède des causes occultes, comment concevoir les phénomènes

(1) M. Fabas aurait dû au moins assigner par des effets incontestables, rangés suivant leurs rapports en autant d'ordres de phénomènes qu'il y en aurait de différens, quelles sont les lois que suit cette puissance, comme nous établissons en physiologie les modes d'action principaux du principe vital, digestion, assimilation, respiration, action musculaire, etc.; et en pathologie, l'origine des élémens et leur importance respective.

que présentent les montagnes, où l'on ne voit ni trace d'organisation, ni rapport de structure, ni suc vivifiant, etc.? Est-ce prouver la vitalité de ces masses, que d'assigner leurs couches et leur inclinaison vers leur centre; de regarder comme exhalé et excreté tel corps plus ou moins dur que le hasard aura placé entre deux roches, et le considérer comme moyen puissant et très-propre à augmenter leur cohésion?

Cette inclinaison des couches vers leur centre, peut exister dans quelques montagnes: puisque M. *Eabas* le dit, je n'ose en douter; mais rien n'est moins constant que la direction de ces bandes dans les monts secondaires, et pour ceux de formation primitive; ces lits sont si peu distincts, que la majeure partie sont regardés comme composés d'une seule masse identique, s'enfonçant dans les profondeurs de la terre, presque perpendiculairement à l'horizon.... Ceux même où ces couches sont apercevables, varient encore dans leur direction, quoique celles qui entourent Cauterets soient assez exactement penchées du sud-ouest au nord-est. Que conclure d'ailleurs de cette inclinaison? Rend-elle raison du phénomène? Tout au plus, si elle est utile pour expliquer la cause qui les a formées, et suivre le trajet d'une source perdue.

Si, comme tout le prouve, les montagnes sont nécessaires à la solidité du globe, aux arts, à l'agriculture, à la salubrité générale, ces masses ont été faites en même temps que la terre, à laquelle elles servent d'appui, et le monde a joui de ces avantages dès l'instant de sa formation. Les monts primitifs seraient donc aussi vieux que l'univers; ils auraient toujours existé tels qu'ils sont, portés sur des bases semblables à eux-mêmes, et renfermant dans leur sein ces métaux précieux, éternel aiguillon de l'ambition des hommes..... Les mines par filons n'existent que dans les monts de formation première ; ces rameaux métalliques ont dû faire partie des masses où ils se trouvent ; ils ont été créés et par le même auteur, et dans un égal moment ; leur origine est la même ; on ne peut les attribuer ni aux inondations, ni au séjour de la mer, ni au déluge général, ni à tant d'autres révolutions qu'a éprouvées le globe, ou que des physiciens ont supposées. Les métaux sont tous formés dans la nature ; les filons ne sont point les ateliers où ils se confectionnent ; aucun art, aucun mélange ne saurait les imiter.... Si ces substances se trouvent par couches dans les monts secondaires, c'est qu'elles y ont été transportées par les eaux, qui les ont enlevées aux monts primitifs, ou arrachées tout-à-coup par des embrasemens souterrains, et mélangées avec les autres ingrédiens qui composent ceux de formation récente. Dira-t-on qu'il se forme chaque jour des carrières nouvelles, et que ces faits attestent la présence d'une force organique génératrice ? Les observations curieuses de *Baglivi*, et de quelques minéralogistes, en certifiant la régénération des minéraux et des corps pierreux, ne prouvent point qu'ils se forment de nouveau par *intus-susception*.

Nous avons déjà dit que les métaux devaient avoir une existence aussi ancienne que les montagnes dont ils font partie ; nous avons ajouté que les eaux et les feux souterrains enlevaient du fond de ces masses des minéraux qui, réunis aux chistes, aux marbres, etc., formaient les montagnes secondaires. Mais pourquoi le calorique, lorsqu'il ne peut faire explosion, ne volatiliserait-t-il pas les molécules des mines ? Pourquoi, en les parcourant, l'eau ne charrierait-elle pas peu-à-peu ces mêmes molécules ? Ces agens suffisent pour les attirer ; ils suffisent encore pour les fixer sur des corps analogues, remplir les vides d'exploitations anciennes, et faire véritablement penser qu'elles se reproduisent. C'est ainsi que ce sont formées ces incrustations pierreuses ou minérales, qu'on a trouvées sur des outils délaissés aux fonds des mines, ou sur des débris qu'arrosait une eau chargée de molécules métalliques.

Il est donc inutile de supposer une force organique vivante pour la formation des minéraux. Ces derniers ont la même origine que la terre; ils ne sont point le résultat journalier de certains mélanges que réaliserait le fluide électrique en agissant sur l'atmosphère. Ainsi formés, les métaux devraient être toujours purs; ils seraient homogènes, comme le produit d'une secrétion. Eh! je le demande, les trouve-t-on jamais que combinés avec le soufre, etc.? D'ailleurs, et d'après l'état actuel de nos connaissances, il ne nous est point permis de penser que ce qui est regardé encore comme corps élémentaire, soit dû à des affinités: il n'y a qu'une première création qui les ait pu produire.

M. *Fabas* veut que la force qui produit les minéraux, soit aussi la cause de *la chaleur* des eaux minérales. Il explique, par elle, l'invariabilité de leur volume et celle de leur température. J'observerai seulement que c'est faire dépendre des phénomènes toujours les mêmes de causes très-variables. Quoi de plus inconstant que la chaleur de l'atmosphère; que les émanations végétales et animales que les vents balayent, que le froid condense, que la chaleur et l'humidité dénaturent! La matière électrique qui y concourt, est-elle encore également abondante sous toutes les conditions atmosphériques? Par analogie, on doit présumer que cette puissance faiblit ou s'irrégularise; les salses qui servent de conducteurs aux élémens, doivent encore s'obstruer ou devenir plus actives, et troubler ainsi l'ordre des fonctions attachées à leur travail. Tout ce qui est vivant est sujet à changer, et ce principe ne saurait faire exception (1). L'opinion de M. *Fabas* n'est donc, non plus, qu'une hypothèse, et la chaleur invariable de nos eaux reste inexplicable.

Il n'y aurait qu'une marche à tenir, ce nous semble, pour découvrir la vérité, tout autant du moins qu'il est permis de l'approcher, sans avoir recours à des suppositions très-gratuites, quoique très-ingénieuses; ce serait la suivante: saisir tous les phénomènes que l'on pourrait; énumérer les principes d'action que les sources présentent; déterminer tous les résultats, et dire enfin: Voilà ce qui doit commencer par concilier une théorie. Qu'elle rende compte de tout cela, assez bien pour que tout le monde accorde sa justesse, et nous conviendrons que n'en sachant pas davantage, nous présumons que c'est là la vérité; mais nous ne pouvons l'affirmer, dans la crainte que les phénomènes qui nous demeurent inaccessibles, ne détruisent un jour ce que nous avons actuellement surpris..... Peut-être alors concevrions-nous pourquoi l'eau minérale, quoique déjà pourvue d'un degré considérable de chaleur, n'entre pas plus vite en ébullition que l'eau commune (toutes choses égales d'ailleurs); pourquoi encore elles se refroidissent plus lentement et dégagent leur gaz avec moins de facilité; pourquoi de même elles rendent aux végétaux fanés leur couleur et leur fraîcheur? Comment il se fait que, bues à 40-50°, elles ne causent à la bouche ni à l'estomac aucune impression désagréable; tandis qu'à des degrés moins élevés, l'eau commune brûle et cause des

(1) Sans contredit, la connaissance pathologique des montagnes ne serait pas la chose la moins curieuse de ce système.

accidens

accidens très-dangereux ? Comment enfin les bains minéraux, loin d'affaiblir, fortifient et causent à l'économie entière des impressions de douceur et de plaisir qu'on attendrait vainement des bains d'eau commune ? Ces phénomènes sont très-remarquables, et l'on serait tenté d'admettre que le calorique des eaux minérales diffère, en toutes choses, de celui que développent nos combustibles.

CHAPITRE VIII.

Des eaux factices et de l'analyse des eaux minérales naturelles, etc.

L'ANALYSE des eaux a toujours vivement intéressé les Médecins. Les progrès successifs de la chimie ont encore ajouté à l'idée favorable qu'on avait de son utilité, et il en est qui la regardent aujourd'hui comme absolument nécessaire au praticien. D'autres ne partagent point cette opinion, la mode n'a rien fait sur eux. Nous n'attacherons pas non plus à la connaissance isolée des gaz, des sels et autres principes que contiennent les eaux, l'importance que lui accordent les Médecins dont nous parlons..... Plus circonspects toutefois que ces analystes forains qui osent s'ériger en législateurs sur des choses qu'ils ont mal apprises, et prononcer sur des vertus qu'ils ignorent, ils ne croient pas à leur infaillibilité, et donnant une attention sérieuse à leur objet, ils condamnent les préjugés, détestent l'erreur et conviennent qu'on n'a pas tout fait quand on a touché et vu nos eaux célèbres.

Il est curieux, dans la saison, d'ouïr ces conversations de tous les momens, où chacun disserte sur la nature et la vertu des eaux, les principes des maladies, leur analogie et leur dissemblance. On ne peut, sans rire, entendre ces conseils donnés aux baigneurs, presque toujours opposés à ceux des

Médecins, et basés sur une prétendue parité de maladies, et le bien que telle source aura produit sur eux-mêmes..... Voyez ceux-ci, séduits par ces bavardages, les exécuter à la lettre; prouver la connaissance profonde de ces bénévoles docteurs; redire que nul n'est capable de donner sur ce sujet un sage avis que M. X. qui a *pesé* toutes les sources, et M. Y. qui a voyagé dans cinquante établissemens d'eaux minérales, et qui non seulement les a pesées, mais aussi *analysées*.

Les *baigneurs* ont encore à fuir cette horde de malades, leurs confrères, dont l'obligeance et le désir de paraître entendus, leur font un devoir d'improuver nos prescriptions..... J'ai quelque expérience des eaux, disait l'un à une dame atteinte d'un catarrhe chronique avec dysepsie, leucorrhée, etc., et votre tempérament est trop *nerveux*, trop *sensible*, pour faire usage de *la Raillère*: c'est à *Plaa* qu'on aurait dû vous envoyer..... Mon état est en tout semblable au vôtre, et je ne suis bien que depuis que je prends les bains dans cette eau douce et balsamique. — Où va-t-on de ce côté, demandait un nouveau venu, en voyant un grand nombre de personnes se diriger vers l'antre de *Mauhourat*, après avoir vite bu quelques verres d'eau à *la Raillère*? — Mais on se rend à *Mauhourat* pour y boire ses eaux chaudes, bonnes, surtout pour *précipiter* celles de *la Raillère* qui sont lourdes et de difficile digestion. — Comment, tout le monde en essaie, n'importe la différence des maladies? Je n'oserais m'aventurer, mon Médecin m'ayant expressément recommandé de ne pas boire *pures* même celles de *la Raillère*. — Précaution inutile! Charlatanisme condamnable: croyez-m'en, votre Médecin timide a intérêt à vous conserver ici un mois ou davantage, lorsque 15 jours suffiraient pour vous guérir; car, plus les eaux ont d'énergie, plus leur résultat est prompt. Mais, quelle est votre maladie? — J'en ai plusieurs. Mon tempérament bizarre se trouve mal de tout ce qu'on m'ordonne. L'estomac et la tête sont le siége de vives douleurs; les hémorroïdes me font aussi souffrir, et ne puis uriner que goutte à goutte. — Monsieur votre maladie se nomme *dysurie:* j'en suis également atteint. Ces sortes de maux tiennent à la faiblesse; *la Raillère* est pour elle insuffisante; j'en ai pris inutilement dix jours de suite, et ce n'est que depuis que je bois l'eau de *Mauhourat,* que j'éprouve un mieux sensible; d'ailleurs, il n'y a personne qui ne se loue de son usage, et *l'analyse* a prouvé depuis long-temps sa supériorité sur les autres sources.

J'étais présent à ce colloque; le ton plus que hardi de ce docteur m'indignait; l'incertitude du malade était risible; il réitérait ses objections; la crainte et l'espérance, sentimens qu'il éprouvait tour-à-tour, donnaient à sa physionomie un aspect singulier. Bientôt il se laisse persuader, et déjà ils marchent vers l'antre où gît et coule l'admirable fontaine. Je fus touché de son aveuglement, et restai immobile; mille réflexions accablaient ma pensée, et je me demandais si les hommes méritaient qu'on s'occupât autant de leur santé, lorsqu'ils l'exposaient si bénévolement (1)!

Demandez à ceux qui fréquentent nos établissemens, si le plus grand nombre des baigneurs se conduit différemment que ceux dont je parle; si toujours incertains sur la nature de leurs maux, ils ne sont pas disposés à croire le dernier conseiller dont

---

(1) Le malade n'y but que deux verres d'eau, et néanmoins les effets en furent terribles. Il vint me conter son malheur et ses regrets, et réclamer quelque moyen pour éteindre le feu qui dévorait tous ses organes, et faciliter le cours des urines devenues sanguinolentes, etc. Cet homme avait la pierre.

la suffisance les séduit ; si leur temps aux eaux ne se passe point à faire de continuels essais, essais si souvent nuisibles et si bien faits pour décrier nos eaux, lorsque ce sont elles qui ont toujours tort, et non leur ridicule et blâmable conduite..... Mais laissons ces donneurs d'avis et leurs dupes, et voyons si la décomposition des eaux est une chose facile, possible. Apprécions les résultats.

La chimie du phlogistique n'avait pu ni mesurer ni calculer les principes constitutifs de nos sources ; les faits étaient encore douteux, les assertions peu fondées avant la chimie pneumatique. Un heureux hasard, beaucoup plus que le raisonnement et l'industrie, en perfectionnant nos instrumens, crut apprendre enfin ce qui donnait à ces baumes naturels leurs qualités générales depuis long-temps observées. On crut alors que l'eau et le calorique n'étaient que des menstrues où se dissolvaient les substances fixes et volatiles : on caractérisa ces dernières, et ce qui passait pour surnaturel, ce que l'intelligence ne pouvait comprendre, ne fut plus que du gaz-acide-carbonique, que de l'hydrogène sulfuré. Cette découverte parut précieuse ; elle promettait davantage à la Médecine.

Quoi qu'on en dise, nous sommes loin d'avoir sur cet objet toute la certitude dont on se jacte. Car, si l'on connaît les caractères vrais de ces substances ; si à l'aide de merveilleux instrumens on a découvert leur nature, il est du moins certain qu'on n'en a pas exactement apprécié les quantités, ni saisi les changemens qu'occasionnent leurs principes et les opérations auxquelles on les soumet ; on ne saurait, pour preuve du contraire, citer les eaux factices ; ce qu'on a nommé à leur sujet une heureuse imitation, n'en est point une ; les chimistes ont été plus loin, ils ont créé ; ils ont ajouté aux eaux connues des eaux nouvelles, et cette sublime invention est leur plus beau titre à l'immortalité.

On n'a pu imiter les eaux naturelles, puisque les principes n'en sont pas déterminés d'une manière exacte; on n'a pu les imiter surtout, vu que les procédés de la nature nous sont inconnus. Peut-être n'emploie-t-elle ni agitation ni compression, comme nos fabricateurs pour perfectionner nos eaux minérales. Qui sait si ce n'est pas dans leur course tranquille, qu'elle assimile, qu'elle confectionne les élémens variés qui les composent ? Ces moyens sont peut-être aussi simples qu'ils sont merveilleux, et tout porte à croire qu'elle n'a besoin ni de fracas ni de machines.

Les principes de nos sources ne sont pas tous connus. En effet, existe-t-il deux analyses pareilles d'une eau minérale, faites par des chimistes également habiles, qui n'offrent jusqu'à des contrariétés? Bien plus, ont-ils jamais rencontré dans une source donnée des principes semblables, lors même qu'ils n'ont mis aucun intervalle dans leurs opérations ? Ils sont forcés d'en convenir; mais loin de rapporter ces changemens à l'impuissance de leurs méthodes, à l'insuffisance de leurs expédiens, c'est la nature qu'ils accusent de leurs erreurs; c'est elle seule qui se trompe dans ses combinaisons.

Bayen crut qu'un foie de soufre minéralisait les eaux de *Luchon*. *Save* a repris ces travaux, et d'après lui, c'est l'hydrogène sulfuré. *Bayen* analysa encore deux sources froides; de mûres recherches le convinquirent qu'elles contenaient du gaz hydrogène sulfuré. Il le crut, le publia, et 40 ans après, *Save* nous apprend que *Bayen* a rêvé. Il nous assure que ces eaux sont salines. L'erreur, comme l'on voit, n'est pas petite.

En 1778, *Nicolas* fit l'analyse des eaux de Plombières; M. *Vauquelin* en a fait une qui diffère de celle de ce chimiste recommandable. Recommencée deux fois sur des quantités égales, les deux analyses ont fourni les mêmes substances, mais les proportions ont varié; il lui a même été difficile, pour ne pas dire impossible, d'estimer la quantité d'alcali caustique qu'elles récèlent. L'inspecteur *Martinet*, en parlant des procédés suivis par ce célèbre professeur, ajoute qu'elles ont pour principe du carbonate de chaux, du carbonate muriate et sulfate de soude, de la silice et une matière animale. Cette analyse suffit à ces Messieurs pour le moment; mais ils comptent que des progrès ultérieurs dans les sciences physiques, pourront la perfectionner encore. Cependant que penserons-nous des eaux minérales artificielles, composées sur ces erremens? Peut-être serait-il prudent d'en ajourner l'emploi jusqu'au perfectionnement qu'on espère? Qu'on veuille bien y penser! Si des hommes d'un mérite aussi distingué ont mal vu dans ces opérations délicates, et pour eux si familières, que devons-nous présumer du plus grand nombre, faites par des chimistes du second, du troisième et du quatrième ordre?

Les eaux de Cauterets n'ont été plus heureusement examinées. Selon *Bordeu*, dont le nom si important pour les saines doctrines fut de son temps d'un très-grands poids dans la question qui nous occupe, l'eau de la Raillère contient du fer, des sels, de l'alcali, du soufre, des vapeurs, etc. M. *Rosières* y a trouvé de l'hydrogène sulfuré, du muriate, sulfate et carbonate de soude et une matière grasse; mais point de soufre, point d'alcali dans un état d'isolément; surtout point de fer. L'analyse faite par M. *Vauquelin* en 1816, confirme en partie celle de M. *Rosières*, dont le savoir est digne d'éloges; mais que penser de celle de M. *Pommiés*, publiée il y a quelques années dans les annales? En la lisant, on serait tenté d'imaginer que ce n'est pas du tout de l'eau de la Raillère dont il entend parler ; disons encore que M. de *Longchamp* n'y a trouvé que du *gaz azote*. Je pourrais ainsi éplucher tous les travaux connus sur les eaux minérales, et tous se montreraient aussi défectueux.

On sera peu surpris de ce désaccord, si l'on réfléchit que les ingrédiens des eaux sont intimement unis ; que certains se volatilisent avec facilité, et se décomposent par l'analyse ; qu'il faut, pour les retenir en partie, une connaissance des lois chimiques si profondes, que peut-être nul homme jusqu'ici ne les a possédées. D'autres, à la vérité, sont moins susceptibles ; leur disjonction néanmoins embarrasse ; on n'est jamais sûr que ce qui n'est qu'un seul principe ne soit un composé ; il faut une grande habitude de manipulation pour les reconnaître et les caractériser, lorsque surtout leurs différences sont à peine sensibles et que le degré de ténuité de ces substances fait qu'elles se dérobent à l'œil et aux instrumens du chimiste le plus instruit.

Leurs procédés encore sont bien loin d'être infaillibles ; nul, rigoureusement parlant, ne mérite notre confiance.... *Fourcroi*, dont le sentiment n'est point à dédaigner, préférait les réactifs, persuadé qu'eux seuls n'altéraient point les eaux minérales ; d'autres répètent que leurs résultats n'offrent rien de certain, et ils avertissent de se défier de pareilles expériences.

La distillation, par la grande quantité de calorique qu'elle exige, dénature ou volatilise les substances combinées dans les eaux ; et *Lavoisier* fait observer que cette forte chaleur peut agir sur les vaisseaux distillatoires, jusqu'au point d'ajouter quelques débris au résidu qu'on se propose d'en avoir.

L'évaporation enfin, généralement préférée, n'est pas exempte de reproches. D'abord, par elle, les gaz sont perdus, mais la chaleur dégage aussi des principes fixes. Cela n'est pas douteux, si l'on fait attention à la très-petite quantité de substances que l'analyse y découvre. En outre, quelques soins qu'on donne à ces longues et minutieuses opérations, peut-on répondre qu'il ne s'y mêle des corps étrangers ? C'est d'autant plus difficile, que l'évaporation se fait en plein air, et dans des ruisseaux dont l'ouverture est évasée.... Ces procédés encore fussent-ils rigoureux, les principes chimiques le sont-ils ? N'est-il pas hors de doute que les théories des chimistes sont depuis plusieurs années si versatiles, qu'on ne peut croire aujourd'hui ce qu'ils disaient naguère ?...

Les gaz sont incoercibles, lorsqu'on opère même à la source ; aucun analyste n'a pu se flatter de les avoir tous recueillis. Transportées, la plupart des eaux naturelles qu'on a voulu décomposer subissent des mouvemens intestins, suffisans pour altérer leurs principes, déterminer entr'eux de nombreuses réactions et mettre le chimiste dans la position fâcheuse de ne tirer de son travail que des conséquences fausses ou hasardées. Alors, les chimistes peuvent-ils sciemment analyser des eaux pareilles, et cependant font-ils jamais autrement ? N'est-ce pas dans leurs laboratoires qu'ils décomposent telle eau minérale, puisée depuis long-temps et charroyée dans des vases dont la forme contribue à leur altération ?

Mais, si nos eaux s'altèrent par le mauvais soin, ou par l'agitation d'un long transport, ou que de leur nature elles ne puissent résister aux causes de décomposition et qu'elles rentrent ainsi dans la classe générale des êtres ; les sectateurs des eaux factices ne sauraient tirer avantage de cet inconvénient ; il ne faut, pour altérer le produit de leur génie, ni secousses, ni voyages, ni long espace de temps. On obtient, du soir au lendemain, des dépôts énormes, et ce prompt changement annonce l'imperfection de leurs méthodes ; il prouve que les eaux imitées ne sont que des mélanges mal faits de substances fixes avec des fluides élastiques. Ils ont beau transvaser, mesurer et recueillir tous ces divers principes, ils ne peuvent les soulever intimement ; ils ne le pourront jamais, puisque leurs moyens mécaniques n'égalent point les puissances inconnues de la nature. D'ailleurs, savent-ils mieux l'ordre que suit cette mère bienfaisante dans le choix des ingrédiens qui minéralisent nos thermales ?

Non, les chimistes n'ont point surmonté les difficultés qu'entraîne la recomposition des eaux minérales. Quelque importante que soit leur curiosité, leur exactitude n'est pas irréfragable ; leur propre ouvrage les condamne, voici des faits... Le sulfate et carbonate de chaux font partie constituante de plusieurs sources, dont le bon effet sur l'économie n'est point contesté : *Bruzaud, Vichi, Plombières, Balaruc*, etc., en contiennent toutes. Ces eaux sont fameuses depuis des siècles ; leur vertu n'a pas dégénéré ; les guérisons s'y opèrent comme par le passé. Eh bien ! est-il une seule eau factice à base de chaux qui n'ait été reconnue dangereuse ? n'est-il pas constant que des commissaires délégués pour apprécier leurs propriétés, ont rejeté ces deux substances et ordonné leur suppression comme donnant à l'amalgame des vertus délétères ?

Ces deux sels n'ont cependant rien de nuisible par eux-mêmes ; on les emploie comme la magnésie, comme tout autre absorbant ; il est certain encore qu'ils coopèrent à donner aux eaux naturelles qui les recèlent les vertus qu'on leur reconnaît ; le simple bon sens dit que *Plombières, Vichi*, ne seraient point des eaux de Vichi et de Plombières, si elles étaient privées du carbonate de chaux. Mais d'où vient qu'il nuit dans les eaux artificielles? C'est que, de l'amalgame des sels à différentes bases; des gaz divers, il résulte des produits inconnus, mal combinés, qui ne sont rien moins que l'eau imitée d'une eau célèbre, et qui, prise même à dose légère, révolte la sensibilité, dérange les fonctions, altère les organes dans ce qu'ils ont de plus vital. Que les chimistes expliquent d'abord ces variétés, et nous croirons à la perfection de leurs fabriques, et nous resterons convaincus que les eaux de leur invention n'ont pas seulement avec celles de la nature une analogie, une similitude dans les principes, mais qu'elles l'emportent par toute espèce d'avantages (1).

Certes, les chimistes en cherchant à confectionner les eaux factices, se sont moins proposés d'imiter les eaux connues, que d'en faire de nouvelles. Est-ce par le sentiment qu'ils avaient de l'imperfection de leurs méthodes, ou bien ont-ils cru mieux faire, en inventant des médicamens nouveaux et ressemblans sous quelques points aux sources naturelles qu'ils disaient imiter? je l'ignore; toujours reste-t-il prouvé, que, outre le mode, les ingrédiens des eaux factices et les élémens des naturelles, diffèrent, pour la nature, le nombre et les quantités.

Les analyses d'eaux minérales étant fausses et erronées, les imitées ne peuvent être qu'imparfaites.

---

(1) N'a-t-on pas été jusques à dire qu'on pouvait mieux faire que la nature, en privant les eaux factices des matières inertes qui rendent les naturelles pesantes et inefficaces?... Et dans leur enthousiasme, les physiciens se sont écriés: « A » quoi bon cette imitation puérile de la nature qui n'y prend » pas tant de soin? Pourquoi ne pas augmenter plus souvent » la dose de certains principes et diminuer celle de quelques » autres, selon les indications qui se présentent? » Voilà qui est probant. Ces Messieurs voudraient-ils bien nous indiquer quels sont les principes inertes de l'eau de *la Raillère* et ceux qu'il faudrait en soustraire.?

M. *Paul*, à Paris, MM. *Tyarc* et *Jurine*, à Bordeaux, et tous leurs collègues, ont dû ou analyser eux-mêmes les différentes sources thermales, ou se servir, dans leurs établissemens, des travaux connus et généralement estimés sur cette branche de leur art. Quoi qu'il en soit, on ne saurait contester que les eaux naturelles ne soient inconnues dans leurs principes, et que les eaux artificielles sont, non pas des eaux imitées, mais nouvelles, utiles dans bien des cas, mais insuffisantes pour remplacer ces baumes que le Créateur répandit sur le globe avec une profusion sans exemple. Prouvons-le par le choix de quelques sources fameuses, analysées plusieurs fois par des chimistes également habiles.

Chaque livre d'eau de *Plombières* se compose, d'après M. *Vauquelin*, de 1 grain 1/11 carbon. de soude; 1 grain 1/6 sulfate de soude; 5/8 muriate de soude; 2/3 silice; 1/4 carbonate de chaux; 1/2 gélatine animale. Les quantités de ces substances sont moindres que celles que donne M. *Bouillon-Lagrange*, dans son manuel de pharmacie..... Qui faut-il croire?

Les eaux, factices de M. *Paul*, à Paris, contiennent 1/20 d'acide carbonique; 3 grains sulfate de chaux; 2 grains carbonate de chaux; 1 grain sulfate de magnésie.

La même eau, faite à Bordeaux par MM. *Tyare* et *Jurine*, contient sur 20 onces d'eau, une fois et demie le volume de gaz-acide-carbonique; 2/3 sulfate; 3 grains carbonate de soude; 3 grains sulfate de chaux; 2 grains muriate de soude; 2 grains carbonate de chaux. « Le *sulfate* et *carbonate de chaux* en ont été soustraits, comme rendant l'amalgame nuisible ».

Quelle disparité dans les proportions ! En outre, M. *Vauquelin* ne parle ni de sulfate de chaux, ni d'acide-carbonique libre ; il cite la silice et la gélatine animale, qui rend les eaux de Plombières émulsives, et les fabricateurs n'en font point mention ; mais l'analyse de M. *Vauquelin* est le meilleur travail connu sur les eaux des *Plombières*. Pourquoi ces Messieurs ne composent-ils pas leurs eaux d'après les données que fournit cette analyse ? Qui se persuadera jamais qu'il existe de l'analogie entre les principes et les propriétés de ces eaux factices et naturelles ? Malgré le dire des chimistes, ne préférera-t-on pas toujours les eaux de Plombières à ce mélange purement arbitraire ?

Fabas reconnut dans les eaux de St.-Sauveur du sulfure alcalin et terreux, une matière grasse et savoneuse, une terre vitrifiable, de la terre calcaire, du natrum, du sel marin, une portion de fer imperceptible.

Traitée par MM. *Dassieu* et *Rosières*, elle a fourni sur 60 kilo., le sixième du volume de gaz-hydrogène sulfuré ; 3 gros 34 grains muriate de soude ; 53 grains carb. de soude ; 37 grains sulf. de soude ; 58 grains substance grasse ; 26 grains silice. Ces deux analyses, on le voit, diffèrent sur des choses très-essentielles.

L'eau de St.-Sauveur, fabriquée à Bordeaux, contient dans 20 onces d'eau commune, au lieu de 1/6 de gaz-hydrogène, une fois et demie le volume de l'eau ; 12 grains carb. de soude ; 5 grains sulfate de soude ; 7 grains muriate de soude ; 1 grain huile de pétrole. A la silice près, les principes sont à-peu-près les mêmes ; je ne sais toutefois si l'on peut remplacer la gélatine par l'huile de pétrole ; l'action de ce bitume ne peut avoir les qualités émulsives qu'on reconnaît à la première ; elle est irritante, et nullement propre à guérir les maladies qui ont rendu les premières recommandables (1).

Celle de Cauterets, faite à Bordeaux, est privée de maints principes, surtout de la matière grasse qui rend nos eaux onctueuses. En un mot, il n'est aucune eau artificielle qui ressemble aux naturelles, même d'après les analyses ; combien donc n'en diffèrent-elles pas, puisqu'il est incontestablement vrai qu'il n'en est point d'exacte !

Peu satisfaits des remèdes simples et composés, que la Médecine a toujours eu à son usage, des innovateurs ambitieux, souvent des hommes estimables, ont enrichi la science d'une foule de recettes, d'amalgames incohérens dont ils vantaient les vertus, et qu'ils prônaient comme spécifiques de maux tenaces et variés ; l'expérience en a rejeté beaucoup, d'autres ont été conservés, et chaque jour, par eux, on obtient des succès nouveaux. Ne doit-on pas considérer les eaux factices, comme ces mélanges informes, nés des mêmes motifs, et inconsidérément recommandés par ceux même qui ont entrevu leur utilité, et dont la probité est hors de doute ?

Qu'on n'appelle donc plus les eaux artificielles, des eaux imitées : les naturelles, pour avoir fourni l'idée d'en faire de semblables, ne sont point imitées ; on ne voit ici ni similitude de procédés, ni similitude de principes ; tout se borne à des guérisons d'une analogie fort incomplète. Cette circonstance,

(1) Voyez cette quantité d'infirmes qui refoulent à nos eaux, après un long usage de pareils composés contre des rhumatismes, des dartres et autres maladies de la peau ; celle-ci est *rugueuse*, *écailleuse*, *brûlante*, et ne fait plus de fonctions ; l'interruption de ces dernières finit par agacer la sensibilité des organes internes, et loin d'être guéris de leurs premiers maux, ils éprouvent les plus fâcheuses complications. Nous pourrions ici citer maints exemples ; entr'autres, M. B., de Bordeaux, et Ad., de Paris, dont la peau était lépreuse.

concluante d'abord, ne saurait convaincre l'homme instruit, qui n'ignore pas qu'on parvient à des résultats pareils par l'emploi de moyens opposés. Pourquoi d'ailleurs refuser de croire à l'énergie d'un médicament énergique à doses assez fortes? Je dis seulement que des principes de thérapeutique différens doivent guider dans l'emploi des eaux factices, et dans celui des eaux minérales naturelles; je dis surtout que celles-ci ne sont point celles-là.

On a beaucoup loué les eaux factices; on a fait plus, on a décrié les naturelles; des sophistes ont voulu leur enlever leur antique célébrité; ils ont méconnu leurs vertus, oublié leurs bienfaits; des écrivains coupables ont fini d'ignorer des faits qui détruisent leurs assertions, bien que des Médecins savans et probes les aient inscrits dans leurs ouvrages, objets d'une grande vénération.

Mais quels sont les inconvéniens des eaux naturelles? Existent-ils dans toutes, ou bien les changemens qu'on dit leur être communs ne sont-ils particuliers qu'à quelques-unes déjà peu fréquentées, et dont les altérations continuelles ont désabusé de leurs vertus les malades de tous les temps? Cette différence devait être citée; on aurait dû parler des exceptions, et tout le monde eût souscrit (1).

---

(1) Quel est le lieu qui ne possède sa fontaine? Que de sources à peine minéralisées, et qu'on vante comme une panacée! Le nombre en est immense; mais que peuvent contre des maladies graves ces eaux sans énergie? Quand ont-elles guéri des indurations, des dartres, des affections sérieuses d'estomac et de poitrine? Je ris du dessein où sont plusieurs propriétaires et médecins, de faire oublier Cauterets et Barèges, à *Enghin* et au *Castera*, à *l'Amalou* et à *la Barthe*. Pauvres malades! Est-il donc dans votre destinée d'être toujours trompés! Combien n'en voyons-nous pas, chaque année, qui ont inutilement employé ces eaux, jusqu'à trois saisons de suite!

Cela peut paraître incroyable; mais, j'ai vu chaque source constamment la même dans ses qualités physiques. Placé de manière à le vérifier, prévenu par nos écrivains contre l'inaltérabilité des eaux minérales en général, j'ai pendant douze années observé avec scrupule les effets du froid, des chaleurs excessives, des pluies abondantes et de longue durée sur nos sources nombreuses; je certifie que toujours leur limpidité, leur température, leur volume, leur goût, leur odeur, ont été les mêmes: mais, que dis-je! ne guérissent-elles pas comme jadis, et leurs cures ne prouvent-elles pas contre ces altérations prétendues notables, publiées par la mauvaise foi la plus insigne?

On pourrait dire, pour expliquer ce constant phénomène, que chaque source d'eau minérale a son foyer et exclusivement des corps dont les affinités n'ont jamais changé; que, vu l'état de nos montagnes et l'absence de tout agent destructeur, rien ne fait présumer qu'ils doivent changer encore, et que c'est cette égale quantité de masses, cette précision dans le jeu de leurs alliances, qui sont la cause de leur constante uniformité. Cette opinion est absurde, ridicule. Comment l'admettre, dira-t-on, puisque leur masse est diminuée par les pertes journalières que les courans procurent, et qu'elles doivent être pour beaucoup dans les laboratoires de la nature, pour la production des sources minérales, attendu leur importance pour tous les phénomènes physiques; ces masses éprouvent des pertes, on ne peut en douter; mais le germe existe encore; il doit être puissant, car les résultats n'ont point changé, et des siècles ne les verront pas finir.

La sécheresse et la pluie, la chaleur et le froid n'altèrent pas davantage la nature et les doses des principes qui les composent, qu'elles ne causent de changement à leurs qualités sensibles, et cela doit

être.

être. N'avons-nous pas supposé des masses inépuisables, enfoncées dans les entrailles de la terre? Un liquide dont le volume est invariable, coulant sur des matières également durcies, formées d'ingrédiens semblables, doit avoir une action constante, uniforme, et voilà la cause la plus vraisemblable de l'inaltérabilité des eaux thermales.

Si les principes des eaux naturelles changent aussi souvent qu'ils nous l'assurent, sur quoi portent ces altérations? Ces eaux sont prises avec autant de confiance qu'autrefois, et cette confiance est rarement trompée. Examinées dans tous les temps possibles, elles offrent toujours un volume égal, le même degré de chaleur, un goût, une odeur qui ne varient point, un limon onctueux de pareille couleur. Nous ne saurions assez le répéter, nos sources jouissent de leurs antiques vertus..... Et elles subiraient de grandes altérations? Présomption erronée! Les chimistes ne jugent que d'après leurs analyses, et l'on sait maintenant ce qu'il faut penser de ces opérations.

Mais si la durée des qualités physiques ne suffisait point à quelques incrédules, qu'ils apprennent qu'elles réagissent contre certaines substances toujours de la même manière; qu'employées à doses égales, sur des quantités d'eau thermale également déterminées, ces substances produisent des résultats analogues; les acides, unis à des bases métalliques, amènent sans cesse des phénomènes d'une ressemblance frappante; l'acétate de plomb, le nitrate d'argent, en déterminant des précipités noirâtres dans toutes, excepté *Bruzaud*, n'en produisent pas d'aussi abondantes dans chaque source; le *Bois*, la *Raillère*, *Plaa*, présentent de plus des pellicules graisseuses, qu'on ne voit pas dans les autres, etc. Ces effets ne changeant jamais, ne suffisent-ils pas pour prouver l'inaltérabilité de nos fontaines?... Toutefois, qu'on ne pousse pas plus avant les recherches; car, si le résidu est soumis à la filtration, à l'action du calorique, ces lessives multipliées, ces évaporations successives dénaturent si bien les ingrédiens des eaux, qu'ici, comme dans toutes les analyses épurées, on trouve des composés bien différens de ceux qu'elles tenaient en dissolution, et l'on ne sait plus se reconnaître.... Il nous paraît incontestable qu'un réactif qui produit sur une eau donnée le même changement apercevable, doit avoir agi sur une réunion homogène d'élémens constans. On sera donc autorisé à penser que telle source sera perpétuellement la même, si toujours le même phénomène a lieu; et le praticien sera satisfait de cette analyse, pourvu que les applications qu'on peut en faire ne lui soient point étrangères.

Nos eaux ne subissent donc jamais d'altérations: cela est prouvé par la constance de leurs qualités physiques, et par la manière uniforme dont elles réagissent contre les substances que l'usage et l'observation ont consacrées pour juger de leurs principes fixes.

Allons plus loin. Supposons pour un instant les analyses que nous possédons exactes, et voyons si la découverte minutieuse des élémens des eaux peut intéresser le praticien dans les guérisons qu'il veut obtenir de leur usage.

On ne peut, il est vrai, sans décomposer une eau nouvelle, reconnaître souvent sa nature, et approximativement juger de ses vertus. Cependant le Médecin peut-il déduire de ce rapprochement, et sans retour, les propriétés positives dont cette eau nouvelle est douée? Pour être fixés, rappelons-nous le but de toute analyse: celle-ci désigne les principes constitutifs des eaux; elle en fait connaître, si l'on veut, le nombre et la nature. Mais prescrit-on séparément un seul de ces principes? Les malades n'avalent-ils que deux de ces substances? N'est-ce pas l'amalgame entier qu'on administre? n'est-ce pas la réunion de ces corps divers qui font les eaux médicinales? Et quand on aurait sur les vertus de chaque ingrédient des notions positives, serait-on plus avancé? n'ignorerait-on pas encore et complétement les propriétés du composé?.... En effet, l'eau minérale n'est pour le praticien qu'un remède simple: c'est le jalap, c'est le quinquina, c'est l'opium, et bien d'autres qu'il ne faut pas administrer au hasard, et qu'on n'administre pas mieux, parce qu'on sait qu'ils contiennent une partie muqueuse, une autre résineuse; qu'on ne le ferait, quand on ne le saurait pas, ainsi que l'avait si bien vu Molière (1).

Les recherches curieuses auxquelles se sont livrés des hommes d'un grand talent, cesseront donc, si l'on veut admettre cette idée, *l'eau minérale est un médicament simple*. Alors les propriétés variées de telle source, ne seront plus rapportées à l'action délayante de l'eau ou à sa seule chaleur. Les principes fixes cesseront d'être considérés comme les agens exclusifs des sources médicinales; on n'attribuera plus aux substances volatiles des cures merveilleuses pour lesquelles peut-être ces émanations n'ont rien fait. En buvant l'eau minérale, le malade boit à la fois le calorique, tous les élémens fixes et le gaz que les affinités y retiennent encore, et que l'atmosphère n'a pu recevoir. Il serait, on le sent

(1) Il n'y a d'exception à ceci que les remèdes dont on peut administrer isolément, dans certains cas, les principes divers dont ils sont formés, comme le quina, par exemple, etc. Pour ceux qu'on administre en masse, l'analyse est inutile. Or, les eaux minérales ne peuvent être avalées autrement; elles cessent d'être, lorsqu'on en sort un seul ingrédient naturel.

d'avance, très-ridicule de vouloir assigner, dans ce composé, des corps comme agissant isolément, et se prononcer sur l'inertie des autres ; de vouloir encore regarder comme exclusivement utiles dans cet assemblage, des substances gazeuses qui, considérées séparément, n'ont aucune vertu, ou n'en ont que de nuisibles. Ce n'est pas ainsi qu'on peut expliquer les cas étonnans où rien ne paraît se ressembler, que nos sources guérissent, et qui font la tourmente des Médecins par l'immensité d'indications qu'ils offrent, par le peu de filiation qu'on y reconnaît. Jusqu'ici les praticiens n'ont su où classer ces affections compliquées ; un traitement analytique leur a paru impossible. Toutefois les malades guérissent, et guérissent par nos eaux. Tâchons par des moyens autres que les analyses, et sans attribuer ces succès à certains de leurs principes, de résoudre ces difficultés qui sont, sans contredit, un des points de Médecine les plus intéressans.

Apprécier ainsi une eau minérale, est donc un moyen mauvais, quoique trop généralement suivi. Pénétrons-nous de cette importante vérité : qu'on ne peut écrire un livre utile sur les eaux minérales, qu'en employant d'autres voies, en se proposant un autre but. Renonçons pour toujours à la chimie et à la physique, pour la solution de ce curieux problème. Qui pourrait assurer qu'un tel principe des eaux que l'analyse a fait connaître, agit seul contre telle cause de maladie ? Et la chimie qui n'a pour but que de connaître les substances composantes ; qui n'analyse les corps que pour en savoir le nombre et la quantité, peut-elle apprécier la masse et juger du rapport qui existe entre tel mode de la vitalité et la propriété étonnante d'une eau minérale qui régularise nos fonctions ? Employons les eaux minérales en vrais Médecins, et non en Chimistes *totâ substantiâ* ;

analysons les maladies et non les sources, et disons que pour telle indication, telle eau naturelle agit à la manière des spécifiques, ou dans le sens des crises naturelles à l'élément qu'elle combat, ou à la façon des perturbateurs, selon la signification la plus étendue de ce mot, ou enfin en déterminant des effets totalement analogues à ceux de certains remèdes, de vertus semblables quoique inégales, toniques, purgatifs, etc.

Ces principes une fois admis, voyez combien sont insuffisans la plupart des livres publiés sur les eaux minérales. Rien ne me paraît plus mal conçu, que les nombreux mémoires que j'ai lus sur les bains : la thérapeutique en est le côté défectueux, quoique le seul essentiel. En revanche, on y trouve des détails étendus, des connaissances variées que le praticien dédaigne. Sans cesse on y rebat que la notion des composans fait présumer leur vertu, et que la chimie ne peut être étrangère à un traité sur les eaux ; elle en est le côté le plus brillant, le plus solide, le plus nouveau...., leur vertu ! Mais l'expérience l'a depuis long-temps révélée ; elle a fait mieux que les analyses qui ne font jamais connaître que les élémens, et nullement les propriétés du composé. On en conviendra : ce n'est point la vertu qu'on ignore, mais bien l'application que la théorie veut qu'on en fasse.

Quittant donc la marche ordinaire, pense-t-on qu'un ouvrage où l'indication bien précisée, sans verbiage hypothétique, montrerait, d'après l'observation, le degré de confiance qu'on peut avoir dans nos sources pour chacune des maladies qu'on leur recommande en général, serait neuf et bien utile ? Il serait intéressant encore de faire voir à quelle branche des méthodes se rapportent les effets obtenus par l'usage des eaux de Cauterets, effets si opposés en apparence, et le tout dans le langage rigoureux et convaincant des faits et d'une sobre analogie. Ce plan, le seul que je crois avantageux, présente bien des difficultés ; il exige des recherches nombreuses, et la plus grande constance dans ce travail très-minutieux. Je n'en remplirai donc pas les vues ; je m'en occuperai cependant, et ferai mes efforts pour réussir, satisfait d'avoir fourni l'idée première, et d'avoir ménagé aux Médecins d'un talent supérieur l'occasion d'enrichir la science d'un ouvrage que les praticiens désirent, et que des préjugés font envisager comme impossible.

CHAPITRE IX.

(Sources du sud.)

De la Raillère, de ses bains et de ses propriétés.

Si j'ai su rendre ma pensée, on est déjà convaincu qu'aucune analyse d'eau minérale ne saurait assurer ni augmenter nos connaissances sur la valeur de ce médicament. Qui pourrait par elles, en effet, se flatter d'en faire de plus heureuses applications? et dans ce cas, quelle serait donc leur utilité? Nous l'avons déjà dit : l'examen rigoureux des propriétés de chacun des principes des eaux, très-analytique en apparence, est une méthode fausse et arbitraire; par elle, jamais on ne concevrait la différence des effets propres à chacune. Apprécier les résultats, est là grande affaire; et dans ces vues, l'*analyse des maladies* peut seule éclairer l'emploi de telle source dans des cas déterminés; car, avant qu'on ne connût les ingrédiens des eaux, l'analogie de *Pause* avec *Bareges* était prouvée, et les Médecins n'ignoraient pas jusqu'à quel point *Bonnes* ressemblait à *la Raillère*.

Il serait donc sage de ne pas parler du tout de la chimie des eaux, si, débarrassés de vains préjugés, les Médecins et les malades n'espéraient mieux comprendre leur action, augmenter leur confiance et bannir de leur esprit toute incertitude, en apprenant qu'au lieu d'un sel à base muriatique, telle source en contient un à base sulfurique, et que le gaz *hydrogène* qui tue ou asphixie quand on le prend seul, ne fait rien ou fait du bien, combiné avec nos eaux et leurs autres principes. C'est donc pour eux, et avant de nous occuper de la thérapeutique, que nous allons publier une analyse détaillée de chacune, et les mettre en mesure de comparer leur action respective et de saisir la différence des effets dans celle des proportions ou des qualités des agens chimiques.

La Raillère, source-reine des Pyrénées, n'est pas celle de nos fontaines la plus anciennement connue, puisque sa découverte ne date que de 1600 ; mais ses vertus l'ont rendue la plus célèbre.

En 1817, j'exposai l'état de délabrement et de saleté des bains où gissait cette source, et fis en sorte d'attirer l'attention du Gouvernement sur leur vétusté et la mauvaise administration qui les avait toujours régis. La mesure était au comble ; on ne pouvait tolérer d'aussi criants abus, et il fallait ou sacrifier la source et la contrée qui la possède, ou bâtir d'une manière durable. Déjà la moitié de l'établissement projeté est achevée, et tout fait présumer qu'on le terminera sous peu ; des calculs ambitieux n'y sauraient mettre obstacle, et, nous l'espérons, on finira par s'entendre. Le plan que nous avions fourni à cette époque a été suivi en partie, mais on l'a un peu trop étendu, et, chose malheureuse ! on s'est bien moins attaché à le rendre commode, qu'élégant et beau.

La source, recueillie avec tout le soin possible, n'a guère augmenté de volume, ni de chaleur, puisqu'elle n'a, à *la Buvette*, que 32° et une fraction, comme jadis. Dois-je ici réfuter mille contes ridicules, ébruités par la plus inconséquente légéreté ou la plus insigne jalousie ?

L'entrée de l'édifice, totalement construite en marbre, est décorée d'un portique de six arcades surmontées d'un fronton. Un vestibule spacieux, au-delà du portique, le divise en deux parties : celle de droite est achevée ; l'autre est à peine commencée, et ne se compose que des cabinets dits *Richelieu*. La première contient un corridor bien éclairé, qui communique à quatre cabinets de bains tous formés de pièces de marbre poli, d'une grandeur et d'une beauté remarquables ; et d'un second corridor communiquant à huit autres cabinets moins riches que les quatre premiers, mais de forme et de grandeur pareille ; plus au nord, seront construits le logement du régisseur et les remises : les fondemens en sont déjà jetés. L'aile gauche offrira la même distribution ; cependant il n'y aura pas douze cabinets de bains, le premier étant déjà consacré à une douche latérale. Malgré les plus vives réclamations, je n'ai pu obtenir, dans un établissement de cette importance, une douche ascendante, ni celle en arrosoir, d'une utilité bien plus générale que celle qui existe. On a beau s'y refuser néanmoins, la nécessité obligera à cette concession, et afin de rendre la distribution parfaitement régulière, on leur consacrera le premier cabinet à droite, tenant aussi au vestibule.

A l'extrémité de celui-ci, et vis-à-vis des arcades, est une pièce de marbre creuse et polie, du milieu de laquelle coule l'eau que boivent les malades : la cuvette qui la reçoit est aussi de marbre. A droite, est un escalier qui conduit au premier étage et à une vaste salle de même grandeur que le vestibule. Cette salle, qu'on ferait peut-être bien de destiner à un séchoir des linges employés au service, sera un lieu de réunion très-agréable à l'étranger. Il eût mieux valu, sans doute, la posséder au rez-de-chaussée, et ne point bâtir de premier dans un endroit aussi battu des vents dans la saison d'hiver. Mais alors, il aurait fallu changer le plan primitif ;

ramasser davantage l'édifice, n'y faire que 16 cabinets de bains, y multiplier les salons de réunion; placer deux chauffoirs dans le centre des deux ailes, et en réserver une pour chaque sexe, afin d'en rendre le service plus facile et plus décent.

Les baignoires, dans tous les cabinets, sont en marbre (1); deux robinets, l'un d'eau chaude naturelle, et l'autre d'eau minérale refroidie, fournissent à chaque bain l'eau qui est nécessaire pour les alimenter à volonté. L'eau chaude ne vient pas directement de la source, mais des réservoirs entièrement clos, accolés à l'établissement. De la source-mère, partent l'eau de la douche et le filet de la *Buvette*.

L'eau froide des huit derniers bains de l'aile du nord, n'est pas, ainsi que dans les autres cabinets, de l'eau de *la Raillère* refroidie; celle-ci est une source à part qui se perdait jadis, et qu'on a maintenant recueillie; moins minéralisée et moins chaude que la source-mère, elle a par son onctuosité et ses autres qualités la plus grande analogie avec l'eau de *St.-Sauveur*, près *Barèges*; elle est, pour ainsi dire, un terme moyen entre *Plaa* et *la Raillère* elle-même, et l'on ne saurait exprimer le nombre d'indications qu'elle remplit.

(1) Les *baignoires de bois* sont en apparence moins propres, et on répugne généralement à s'y mettre. Cependant l'eau s'y gradue bien plus exactement que dans celles de marbre. Un sentiment de froid dérangeant dans celles-ci les malades, malgré la précaution constante d'en augmenter la température exigée, il serait donc utile, pour un nombre immense de cas et de malades, d'avoir des cabinets à *baignoire de bois*, la précision étant alors de rigueur. On ne devine pas ces importantes particularités avec des thermomètres, des réactifs, des équerres et des compas, etc.; les physiciens et les constructeurs songent à tout, hors à la manière d'être de la *sensibilité* des malades, la seule pourtant qu'il faudrait consulter. Il serait bon que les Inspecteurs-Médecins leur suggérassent au moins ces modifications nécessaires; mais on n'y regarde pas de si près.

Propriétés physiques. — L'eau de *la Raillère*, très-onctueuse au toucher et sensiblement plus pesante que celle du Gave qui équivaut à de l'eau distillée, est abondante, limpide, d'une saveur désagréable et d'une odeur éminemment sulfureuse; sa température est de 32°. (*Réau.*)

Propriétés chimiques. — Elle est faiblement verdie par le sirop de violettes; l'eau de chaux y produit un précipité blanc floconneux; le muriate de baryte, un léger dépôt grisâtre; le nitrate d'argent, des flocons blancs caillebottés; l'acétate de plomb, des flocons brunâtres.

Soumis à l'appareil pneumatochimique, 20 kilo. ont fourni, 1.° près du tiers du volume du gaz-acide-hydro-sulfurique. Évaporés ensuite, ils ont donné un résidu de couleur chocolat, d'une odeur nauséabonde, pesant 138 grains, qui, traité par les procédés ordinaires, a fourni, 1.° deuto-hydro-chlorate de sodium, 35 g.; 2.° deuto-carbonate de sodium, 26 g.; 3.° deuto-sulfate de sodium, 22 g.; 4.° gélatine animale, 30 g.; 5.° silice, 25 g.

Propriétés médicales. — Un peu plus excitante que l'eau de la nouvelle source, celle de *la Raillère* convient dans beaucoup d'affections de poitrine rebelles à maints traitemens, ainsi que le prouvent les faits nombreux que nous avons à rapporter. Administrée à temps, elle prévient même, ce qui est mieux, ces maladies cruelles qu'il est si difficile d'atteindre, lorsqu'elles ont fortement empiété sur ces organes importans. Dans plusieurs cas d'*aphonie*, même ceux où l'irritation menace les malades d'une phthisie laryngée, dégénérescence si fâcheuse, cette eau, employée sous diverses formes, les soulage et les guérit; des maux d'estomac périodiques, avec ou sans vomissement, suivis ou non de gonflement à l'épigastre et de palpitations, trouvent dans l'usage de cette fontaine une guérison inespérée. Des vomissemens habituels non douloureux, qui avaient résisté à toutes les médications, et qu'on présumait entretenus par des squirres, ont cessé pour toujours par l'usage de cette eau en demi-bains, bue pure ou mitigée, tantôt à doses modérées, d'autres fois en quantité considérable. Combien de prétendues *gastrites*, *entérites*, avec douleur aiguë ou légère, soif, inappétence, souvent appétits dépravés, constipation ou dévoiement, éructations fréquentes, causes de leucorrhées tenaces chez les femmes, et de digestions laborieuses chez les hommes, être enrayées par l'eau de *la Raillère*, lorsque les saignées locales, différentes boissons et autres traitemens ne produisaient aucun effet! Combien encore de rhumatismes vagues et articulaires, d'éruptions cutanées, simples, psoriques ou herpétiques, qui avaient été constamment aggravées par l'emploi de moyens souvent utiles, et par celui d'autres fontaines sulfureuses, disparaître et cesser, sans autre secours que l'eau, les bains et les douches de la source qui nous occupe! Elle est également le remède assuré de cet état de l'organisme décidément asthénique dont il est impossible d'assigner le siége, et que caractérisent l'anéantissement des forces, la maigreur, une circulation embarrassée, des infiltrations partielles, la décoloration de la peau, la tristesse de l'âme et de sinistres pressentimens. On voit, dans ces cas, quelques verres d'eau de *la Raillère* réussir mieux que la cohorte des analeptiques toniques, et de tous les confortatifs imaginables. Ses vertus la rendent encore recommandable dans ces états morbides du système urinaire, et contre ces contractions spasmodiques et affections convulsives que des moyens plus doux ne soulagent pas, et que d'autres plus actifs rendent pires. Enfin, plusieurs observations, mais surtout une guérison extraordinaire, obtenue deux années consécutives, donnent la plus haute idée de ses vertus résolutives, et font présumer tout le bien qu'on peut en espérer dans ces maladies cruelles dont rien ne peut arrêter les progrès, ni empêcher le funeste dénouement (1). Hâtons-nous de le dire cependant, cette eau n'est pas bonne à toutes choses; des circonstances de tempérament, des complications inassignables nous obligent même, dans des maladies en apparence semblables à celles que nous venons de signaler, à recourir à d'autres eaux minérales, et à tous les auxiliaires de l'hygiène et de la pharmacie.

(1) Après deux années de vives souffrances, la femme B., d'Auch, vit son sein grossir et devenir le siége de cinq à six tumeurs glanduleuses, pour lesquelles les calmans et les résolutifs restaient sans effet. Venue à Cauterets pour y prendre les eaux, les bains et même les douches, nous lui prescrivîmes seulement l'usage des eaux et des demi-bains à *la Raillère*, plus l'extrait de ciguë, d'opium et l'oxide d'or : 31 demi-bains et 66 verres d'eau rendirent à cette femme une santé parfaite. Elle vécut ainsi sans douleur aucune jusqu'au jour de la Noël 1822. Alors, et sans cause apparente, douleur lancinante et subite au sein. Dans dix jours, prodigieuse tuméfaction des glandes, insomnie, perte d'appétit, maigreur, douleurs toujours plus aiguës, sein ecchymosé. La malade revient à Cauterets au mois de juin : 90 verres d'eau et 45 demi-bains, etc., font de nouveau disparaître ces affreux symptômes. Elle se retira guérie et, comme on le pense, bien satisfaite. De légères sueurs et des urines chargées, sans être plus abondantes, furent les signes critiques apercevables.

CHAPITRE X.

De la petite Raillère et de ses propriétés.

Propriétés physiques. — Eau limpide ; odeur sulfureuse ; onctueuse au toucher ; goût douceâtre, déposant à l'air des matières grasses et blanchâtres ; température 29°.

Propriétés chimiques. — Elle est tant soit peu verdie par le sirop de violettes ; l'eau de chaux y détermine un léger précipité blanchâtre ; le muriate de baryte, un léger précipité grisâtre ; l'acétate de plomb, quelques flocons brunâtres.

20 Kilogr., soumis successivement à l'appareil pneumato., etc., et à l'évaporation, ont fourni, 1.° le quart du gros acide-hydro-sulfurique ; 2.° un résidu sec de couleur moins foncée que le précédent, du poids de 96 grains, composé de 1.° deuto-hydro-chlorate de sodium, 29 g. ; 2.° deuto-carbonate de sodium, 21 g. ; 3.° deuto-sulfate de sodium, 17 g. ; 4.° gélatine animale, 20 g. ; 5.° silice, 10 g.

Propriétés médicales. — Les analogies physiques et chimiques de cette eau nouvelle avec *Plaa* et *St.-Sauveur*, avaient fait d'avance présumer ses vertus. L'heureux emploi qu'on en a fait depuis trois ans, a pleinement confirmé nos espérances. Prise pure, elle a causé moins d'excitation à l'estomac, et successivement à la poitrine et aux reins, à deux femmes phthisiques et très-nervales à qui les *eaux Bonnes* pesaient, et que l'eau-mère de *la Raillère*, même mitigée avec de la gomme ou du lait, stimulait au point que la circulation en était avivée, qu'il survenait de la toux, de l'oppression et des urines très-rouges. Quelle heureuse découverte! désormais, si des faits pareils se renouvellent, on n'aura nul besoin d'aller à *Bonnes* se préparer plusieurs jours à l'essai de celle de *la Raillère* que, par caprice ou par mode, certains Médecins prescrivent toujours comme chose nécessaire, pour obtenir ensuite de *la Raillère* le bien qu'on en attend. Faisons remarquer que, quoique émolliente et très-propre, sous ce rapport, à diminuer et guérir la tension, la chaleur et la douleur qui accompagnent un nombre infini de maladies de la peau, et plusieurs de celles où les muscles et nerfs pèchent par trop d'éréthisme, etc., maladies où l'eau de *St.-Sauveur* et *Plaa* conviennent également, et plus qu'aucune *Rieumiset*, la petite *Raillère* aurait sur les trois sources le très-grand avantage de pouvoir être bue sans fatiguer l'estomac, et de produire ce degré d'excitation interne qui fait à lui tout seul une médication. Car, faisons-le remarquer encore, tous les émolliens ne se ressemblent point, et le degré d'activité de ceux-ci doit être nécessairement en rapport avec l'idiosyncrasie des sujets et le mode de sensibilité de l'organe malade. Les analyses apprennent-elles ces différences? C'est l'intime combinaison des ingrédiens qui fait de nos eaux un si bon remède; et, certes, peu importe d'en connaître alors le nombre et la quantité.

CHAPITRE XI.

Plaa ou *St.-Sauveur.*

Le peu de chaleur dont jouit cette source méconnue jusqu'à ces dernières années, et ses autres vertus, lui ont valu la dénomination de *St.-Sauveur.* Elle possède, en effet, les propriétés de cette eau renommée, et sa découverte est infiniment précieuse pour Cauterets, puisqu'elle complète nos établissemens thermaux. Ce n'est pas qu'elle ne fût depuis longtemps connue, ainsi que la *petite Raillère*, mais on n'avait pas utilisé ces deux sources minérales d'une température inférieure à celle du corps humain, et cette privation nous rendait tributaires de *St.-Sauveur* pour tous les maux où une douce minéralisation et une moindre chaleur sont indispensables.... Situé à la gauche du chemin de *la Raillère*, au Pré, à quelques toises plus bas que ce dernier bain, *Plaa* est un établissement d'une grande simplicité. Autour d'un large corridor, où s'abritent les malades, sont placées dix baignoires; les cabinets de l'ouest sont petits et obscurs; la source naît au midi et très-près du bâtiment; en creusant le terrain, on est parvenu à en éloigner toutes les eaux étrangères qui faisaient varier sa température; elle est aujourd'hui pure et sans mélange.

Propriétés physiques. — Eau claire; odeur sulfureuse; grasse au toucher, charriant des flocons blanchâtres; goût douceâtre, température 26° 1/2.

Propriétés

Propriétés chimiques. — Elle est sensiblement verdie par le sirop de violettes ; l'eau de chaux y produit un dépôt léger et presque blanc ; le muriate de baryte, un très-petit dépôt grisâtre ; l'acétate de plomb, beaucoup de flocons brunâtres.

20 Kilo., soumis tour-à-tour à l'appareil pneumato., etc., et à l'évaporation, ont fourni, 1.° le quart environ de gaz-acide-hydro-sulfurique ; 2.° un résidu sec de couleur brunâtre, du poids de 109 grains, composé de, 1.° deuto-hydro-chlorate de sodium, 39 g. ; 2.° deuto-carbonate de sodium, 19 g. ; 3.° deuto-sulfate de sodium, 30 g. ; 4.° gélatine animale, 21 g.

Propriétés médicales. — L'eau de *Plaa*, d'une température au-dessous de celle du sang, ne convient qu'aux personnes délicates et sensibles dont l'éréthisme et l'irritation sont les élémens de leurs maux. Aussi est-elle reconnue efficace dans certaines fièvres hectiques ; dans les maladies où dominent la sécheresse de la peau et la tension des muscles ; dans plusieurs cas de rhumatismes et d'affections cutanées passagères et très-prurigineuses. Alors cette eau les calme, souvent sans effet apercevable ; d'autrefois, en excitant des urines ou des sueurs abondantes, elle tempère aussi des ardeurs d'entrailles provenant d'une phlogose de quelque partie de l'abdomen ou de la vessie, ou sympathiquement produite par une congestion hémorroïdale. Elle est surtout d'un grand usage dans les affections convulsives, avec irritation générale ou partielle, où la méthode de *Pomme* trouve une application utile. Car, quoi qu'en disent ce Médecin et les organes physiologistes du jour, dont les vues théoriques, souverainement ridicules, ont encore le très-grand défaut d'être exclusives, la faiblesse est une cause fréquente de spasmes, et les toniques, joints aux diffusibles, sont alors les seuls avantageux. L'aptitude aux spasmes tient à un grand nombre d'autres causes, et il faut nécessairement, pour les détruire, avoir recours à toutes les méthodes que ces causes réclament, sans s'enticher d'une plus particulièrement que d'une autre, et en faire une selle à tout cheval aux dépens de la raison et du malade. Sans aucun doute, M. *Pomme* et ses partisans, en vantant la méthode émolliente, ont tu à dessein leur non-succès ; car dans les maux nerveux qu'il est impossible de localiser, et où l'on ne peut saisir d'autre phénomène que cette facilité de réaction devenue souvent habituelle, nos bains de *Plaa* et *de Bruzaud*, de *la Raillère* et de *Pause*, pris seuls ou à l'alternative, quelquefois secondés des stupéfians *auparavant dangereux* ou nuls, produisent des excitations et des détentes qui, rompant les déterminations vicieuses des forces, introduisent un état nouveau au milieu duquel se place la santé. On connaît les succès que *Barthez* et les élèves de son école ont obtenus de cette méthode heureuse, mais hardie.

CHAPITRE XII.

Source du Pré, anciennement Courbères.

CET établissement, d'une forme singulière, est bâti dans un endroit resserré, sauvage et bruyant, à cause des cascades qu'y forme le Gave. Ses murs touchent le torrent et la montagne; la source naît au sud-ouest de ce local; les réservoirs sont tout près; des parapets les séparent du torrent; des blocs de granit, qui auparavant l'obstruaient, y sont maintenant adossés et rendent son courant facile. Le Gave, plus élevé que les bains, a sa rapidité très-forte, et la fréquence de ses excursions doit porter à exhausser les parapets et à y cumuler d'autres blocs de granit, afin de rendre toute inondation impossible et pouvoir les conserver. On y voit 11 cabinets, 2 douches à robinets différens, et une buvette placée dans le vestibule.

Propriétés physiques. — L'eau est limpide, rude au toucher, et dépose des flocons glaireux; elle a une odeur sulfureuse forte, et une saveur âpre; sa température est de 39°.

Propriétés chimiques. — Elle est un peu plus fortement verdie par le sirop de violettes que celles de *la Raillère* et *Plaa*; l'eau de chaux y produit un dépôt blanchâtre plus abondant; le muriate de baryte, un dépôt aussi plus abondant et grisâtre; l'acétate de plomb, un dépôt de couleur brune.

20 Kilo., soumis d'abord à l'appareil pneumato.,

etc., puis à l'évaporation, ont fourni, 1.° la moitié du gaz-acide-hydro-sulfurique ; 2.° un résidu sec presque noir du poids de 2 gros, composé également de 1.° deuto-hydro-chlorate de sodium, 52 g. ; 2.° deuto-carbonate de sodium, 38 g. ; 3.° deuto-sulfate de sodium, 37 ; 4.° gélatine animale, 19 ; 5.° silice, 23.

Quand on réfléchit sur les qualités apercevables de l'eau du *Pré* et sur ses principes constituans, on ne conçoit guère pourquoi elle ne jouit pas pour la boisson d'une vogue pareille à celle de *Mauhourat* dont nous nous occuperons bientôt ; pourquoi, avec des principes à-peu-près identiques, cette eau convient-elle à peu de tempéramens et agit-elle ou comme irritante chez les uns, ou comme lourde et indigeste chez les autres ? C'est ce que les analyses les mieux faites ne sauraient expliquer, mais c'est un fait qui doit faire sentir de plus en plus la nécessité de bien apprécier les tempéramens des individus et la vie propre des organes.... Ses bains et douches jouissent d'une toute autre célébrité, et leur vertu est si bien confirmée dans plusieurs états morbides, que cet établissement est un des plus importans de ceux que Cauterets possède.

Une excessive mobilité s'accommode mal de l'eau du *Pré*. Il faut, si les maladies nécessitent son usage, préparer les sujets et les ménager au début. De même une phlogose, quelque part qu'elle existe, en contrarie l'emploi, et l'on s'exposerait beaucoup, si, malgré la sagesse de ce conseil, on s'obstinait à la prendre, même dans des cas compliqués où cet élément n'est que secondaire. Mais dans les vieux rhumatismes, où l'inertie des forces musculaires prédomine ; dans les engorgemens glanduleux, l'asthme humide, les sciatiques des personnes grasses ou bouffies, sans congestion au cerveau, ni fluxion établie, cette source est peut-être à préférer à toutes celles de Cauterets ; elle produit encore d'utiles résultats chez les personnes de même tempérament, atteintes de dartres, etc., lorsque la peau chez elles n'a qu'une médiocre réaction ; elle est encore le remède assuré ou un auxiliaire précieux contre les humeurs froides, les ulcères sanieux et atoniques, et les autres nuances de la diathèse écrouelleuse réalisée. Cette eau convient enfin dans tous les cas où l'on remplit d'importantes indications, en avivant le mouvement vital des parties qu'on soumet à son action, ou en exaltant celles qui leur sont unies par des rapports de sympathie. De là ce bien souvent inattendu que procurent les douches du *Pré*, en provoquant d'abondantes transpirations ou des urines copieuses. Le fait suivant semblerait prouver qu'elle agit dans quelque circonstance d'une manière spécifique.... Un chirurgien souffrant de rhumatisme à la cuisse, et éprouvant à l'alternative de violens maux d'estomac, venait chaque année boire et se baigner à cette fontaine, et toujours avec le plus grand succès. Un ulcère cancereux lui étant venu au nez, l'eau du *Pré* en lotion, etc., apaisait ses vives douleurs pour plusieurs heures ; des médicamens et les autres sources de Cauterets restaient sans effet.... Il est des modifications de la sensibilité qui nous sont inconnues, que nous ne connaîtrons jamais ; mais nos eaux aussi possèdent des propriétés qu'on ne peut comprendre. Ce fait, à mon avis, le prouve sans réplique : on ne saurait dire que l'habitude en fût la cause.

CHAPITRE XIII.

Mauhourat.

ON se rappelle tout ce que j'ai dit ailleurs de l'antre de *Mauhourat* et de sa cascade ; on n'a oublié ni sa roche quartzeuse, ni les vapeurs dont l'odeur et la chaleur repoussaient, ni le torrent, ni sa chute.

La source naît au fond de la grotte, dans un endroit inaccessible ; on a réuni tous les filets épars dans un canal de bois où les buveurs la puisent. On s'est trompé, en la considérant comme semblable à celle du *Bois* et du *Pré*, ses voisines ; celle des *Œufs* et des *Yeux*, qui la touchent, ne lui ressemblent pas davantage ; il est impossible d'assigner la direction de sa route ; les roches qui la couvrent ne sont pas de granit pur. La situation sauvage de cette fontaine et son médiocre volume ne permettent pas qu'on y construise des bains.

Propriétés physiques. — Eau limpide, peu mucilagineuse au toucher, peu chargée de flocons blancs ; elle est âpre au goût ; son odeur est sulfureuse ; sa chaleur monte à 44°.

Propriétés chimiques. — Elle est assez fortement verdie par le sirop de violettes ; l'eau de chaux y produit un précipité blanc ; le muriate de baryte, un dépôt grisâtre ; l'acétate de plomb, un précipité noirâtre ; 20 kil., successivement soumis à l'appareil pneumato., etc., et à l'évaporation, ont fourni, 1.° plus de la moitié du volume du gaz-acide-hydro-sulfurique ; 2.° un résidu brunâtre du poids de 130 grains, composé de 1.° deuto-carbonate de sodium, 64 gr. ; 2.° deuto-sulfate de sodium, 16 gr. ; 3.° deuto-hydro-chlorate de sodium, 10 gr. ; 4.° deuto-hydro-sulfate de sodium, 3 gr. ; 5.° substance grasse, 12 g. ; 6.° silice, 25 gr.

Propriétés médicales. — Il n'existe pas de source meilleure pour la boisson que celle de *Mauhourat*; il n'en est pas qui convienne davantage à la pluralité des tempéramens et au plus grand nombre d'affections chroniques. La combinaison de ses principes et leur quantité y sont si bien ménagés, qu'elle ne cause jamais de pesanteur à l'estomac. Sa vive stimulation sur cet organe, et les effets de sympathie qui en proviennent, feraient croire que toujours elle exaspère l'irritation qui y est établie, ainsi que celle qui existerait à la poitrine ou dans tout autre viscère ; et que compliquerait l'orgasme exclusif du système vasculaire ou la mobilité du système nerveux ; mais il n'en est rien, et dans ce cas, nous concevons le bien qu'elle amène par l'irritation sympathique qu'elle détermine sur les reins, et la prompte et considérable quantité d'urines qui en résultent, circonstances qui révulsent et perturbent ce surcroît de vie dont sont frappés les organes souffrans ; et qui fait à lui tout seul la principale indication de celles que présentent ces sortes de maladies.

Par routine, et par un préjugé souvent fâcheux, la plupart des baigneurs boivent le même jour, d'abord à *la Raillère*, puis à *Mauhourat*. Celles-ci, disent les Médecins et ceux qui ne le sont pas, *précipitent* les premières.... On sent tout ce qu'a de ridicule un tel langage ; l'on doit déjà prévoir le bien qui résultera de la connaissance des propriétés spéciales de chaque source et de leurs vertus communes. Trop long-temps la routine a eu sa vogue ; mais si nous sommes assez heureux que d'émettre nos idées avec précision et clarté, d'avance nous voyons son empire perdu.

Les maux d'estomac les plus diversement nuancés dans lesquels ses forces propres sont, non pas augmentées, ni affaiblies, mais perverties, les vomissemens habituels, les diarrhées anciennes, entretenus par des causes pareilles que nul remède n'a pu soulager, guérissent avec l'eau de *Mauhourat*. Dans les indurations de la rate et du foie, dans l'asthme humide, dans les affections catarrhales, lorsque des mucosités gorgent la poitrine, et que l'eau de *la Raillère*, loin d'agir sur les poumons, engage l'estomac et y cause un sentiment de pesanteur incommode, et qu'aucune sécrétion ni excrétion n'est avivée par elle, *Mauhourat* produit les effets les plus heureux et l'on ne saurait assez la louer. Les leucorrées simples compliquées, même ulcéreuses, dans lesquelles l'asthénie prédomine, les maux divers qui suivent un alaitement suspendu ou une suppression violemment provoquée, trouvent dans cette eau un excitant détersif, comme la pharmacie n'en possède point. Elle est encore le meilleur spécifique des syphilis, où des complications scorbutiques et certaines idiosyncrasies font un devoir de ne pas employer de mercure.

CHAPITRE XIV.

Bains du Bois.

Les bains du *Bois* sont les plus éloignés de ceux du sud ; ils sont aussi les plus informes. Le bâtiment consiste en un petit carré fait de murs secs, et recouvert avec des planches ; il s'écroule, et il ne faut rien moins que la confiance qu'inspire cette source précieuse, pour vaincre la répugnance qu'on a à s'y baigner. Par son importance, la source du *Bois* commande un édifice simple et solide ; sa situation est sûre ; son volume peut fournir à une douche et dix baignoires.

Propriétés physiques. — L'eau est toujours limpide, extrêmement douce au toucher, traînant des flocons gras ; son odeur sulfureuse est forte, sa saveur comme amère ; sa chaleur est de 40°.

Propriétés chimiques. — Elle est sensiblement verdie par le sirop de violettes ; l'eau de chaux y détermine un précipité blanc ; le muriate de baryte, un dépôt grisâtre ; l'acétate de plomb, un précipité de couleur noire.

20 Kilo., tour-à-tour soumis à l'appareil pneumato., etc., et à l'évaporation, ont fourni, 1.° la moitié du volume du gaz-acide-hydro-sulfurique ; 2.° un résidu de couleur chocolat, du poids de 155 grains, composé de 45 gr. deuto-hydro-chlorate de sodium ; 36 gr. deuto-carbonate de sodium ; 28 gr. deuto-sulfate de sodium ; 33 gr. gélatine animale ; 10 gr. silice.

Propriétés médicales. — C'est ici très-souvent le spécifique des douleurs invétérées et de certaines affections convulsives que n'ont pu guérir ni d'autres eaux, ni la pharmacie. Depuis un temps immémorial, cette source est, en effet, préconisée dans ces états morbides caractérisés par la roideur des muscles, la perte de la sensibilité ou la diminution de la force nerveuse et nutritive. Les gens du peuple la préfèrent dans leurs douleurs à nos autres fontaines, et il est ordinaire de voir leur empirisme couronné d'un plein succès. Néanmoins, plusieurs ne peuvent la supporter, et j'en ai vu qui avaient dans cette eau une confiance si exclusive, se persuader de ne guérir jamais, parce qu'elle exaspérait leurs maux. Il paraîtra surprenant que les Médecins, *Bordeu* surtout, n'aient pas irrévocablement fixé les propriétés de cette source, et les cas particuliers où elle nuit toujours, lorsque tels principes de maladie existent seuls ou qu'ils font partie constituante des affections qu'elle guérit, lorsque ces dernières ne sont pas aussi désavantageusement composées. L'éréthisme et la phlogose, quelque part qu'ils soient fixés, rendent son usage dangereux. Sa chaleur élevée et quelques-uns de ces ingrédiens devraient la rendre excitante, à la manière de celle de *Mauhourat*, et facile à digérer; et pourtant il n'en est rien, car sa boisson est fréquemment nuisible; la gélatine qu'elle contient abondamment, en est sans doute la cause. Sa vertu principale est de porter à la peau, de l'exciter, de donner de la souplesse au système des muscles, titiller les houppes nerveuses, de les imprégner de mucilage et de vie, et de produire ainsi des effets qu'on attendrait vainement de tout autre moyen. Elle est donc efficace dans les caries, les ulcères atoniques, les vieilles dartres, chez les sujets doués d'un tempérament lâche et humoral. Ses propriétés générales et quelques faits me portent à la prescrire dans l'atrophie des membres, venue à la suite des luxations. Contre ces états morbides, l'eau du *Bois* réussit mieux que nos autres fontaines, mieux aussi que les médicamens, à favoriser la nutrition et à diminuer les contractions vicieuses des parties musculaires lésées. On pourrait par leur usage prévoir la paralysie des nerfs qui parfois complique ces sortes d'amaigrissemens et les rend incurables. Enfin, plusieurs maux dont nous avons déjà parlé, trouvent dans la source du *Bois* un remède utile, soit en guérissant spécifiquement (1) leurs principes, soit en déterminant d'heureuses perturbations, soit en produisant des crises dont ces maladies sont encore susceptibles, malgré leur ancienneté et leurs complications.

(1) C'est-à-dire, d'une manière propre et inconnue.

CHAPITRE XV.

Sources de l'Est.

Ces sources sont situées sur trois plans, et tout près des ruines de l'ancien Cauterets. Adossés contre la montagne, leurs établissemens occupent un endroit garanti de tout accident par le bois qui les domine. Le chemin qui y mène, avons-nous dit, est pénible et difficile à réparer; nous avons fourni l'idée d'en faire un autre plus agréable, plus utile; et si jamais on devait le changer, notre plan serait sans doute accueilli : ce chemin serait pour Cauterets une promenade charmante.

César. — L'établissement de *César* est le plus élévé de ceux de l'est; il est informe et passe pour être de construction romaine; on croit généralement que le capitaine fameux, dont il porte le nom, le fit construire et l'utilisa pour ses soldats; peut-être aussi ne l'a-t-on depuis appelé *César*, qu'à raison de ses grandes vertus dans les blessures des gens de guerre devenues si graves par l'introduction des armes à feu. Les mauvaises routes firent qu'on les négligea dès que *Barèges* fut connu; cela dut en être le seul motif, car les premières années de la révolution ont prouvé jusqu'à quel point l'eau de *César* est favorable à ces maladies, et combien elle est supérieure à *Barèges* dans bien des cas.

Deux cabinets obscurs remplacent l'ancienne piscine voûtée qu'éclairaient autrefois deux fenêtres de forme ovale ; on a joint à la façade de cet édifice antique un cabinet à douche, espèce de souterrain où la source tombe en masse..... Quelque jour, nous l'espérons, on y construira un édifice digne de ses grandes vertus curatives.

Propriétés physiques. — L'eau est toujours claire, rude au tact, répand une odeur d'œufs pourris, et dépose un limon blanchâtre ; sa chaleur est de 41°.

Propriétés chimiques. — Elle est sensiblement verdie par le sirop de violettes. L'eau de chaux y produit un précipité blanc floconneux ; le muriate de baryte, un léger précipité grisâtre ; l'acétate de plomp y détermine un énorme dépôt noirâtre.

20 Kilo., successivement soumis à l'appareil pneumato, etc., et à l'évaporation, ont fourni, 1.° la moitié du volume du gaz-acide-hydro-sulfurique ; 2.° un résidu sec de couleur foncée du poids de 160 g., composé de 48 g. deuto-hydro-chlorate de soude ; 39 g. deuto-carbonate de sodium ; 30 g. deuto-sulfate de sodium ; 10 g. gélatine ; 21 g. silice ; alcali, 12 g.

Propriétés médicales. — Cette source surpasse en énergie toutes nos fontaines minérales, et l'on ne doit en boire qu'avec réserve. Les proportions et l'union intime de ses composans, font qu'elle supporte le transport mieux qu'aucune source connue. C'est elle que l'on vend dans les villes sous le nom d'*eau minérale de Cauterets ;* c'est elle que boivent le phthisique, le catarrheux, le rhumatique, celui que tourmentent des vomissemens habituels, des douleurs d'estomac, etc., lorsqu'ils se pourvoient dans les magasins des grandes villes ; tandis que, prise à la source, elle n'a souvent pour ces maladies aucune vertu. Dans ces cas, c'est elle qu'on conseille, qu'on prend avec confiance, et si rarement avec succès. Ce ne peut être différemment ; le transport ne peut lui donner des vertus qu'elle ne possède point, et l'on aurait tort de juger nos sources thermales d'après les effets heureux, ou malheureux, ou nuls, de l'eau de *César;* charroyée, vieillie, et toujours plus ou moins décomposée, nécessairement elle éprouve des altérations qui la changent. En un mot, c'est une eau nouvelle qu'on ne peut assimiler ni à elle-même, ni à aucune de nos eaux puisées à leur source; en énumérant ses propriétés particulières, nous taisons les guérisons qu'elle a faites partout ailleurs qu'à Cauterets, assurés que nous sommes de ces changemens grands ou petits.

Une sensibilité exaltée, une faiblesse profonde, des lésions intérieures graves, un dérangement enfin des fonctions les plus importantes, contre-indiquent la boisson de l'eau de *César;* ses vertus actives la rendent très-propre à réveiller les oscillations des fibres du cœur, et des vaisseaux capillaires. Aussi est-elle le meilleur moyen curatif des engorgemens glaireux des poumons et des tumeurs blanches et rebelles des articulations; elle convient dans les rhumatismes anciens des personnes chez lesquelles la circulation languit, et la transpiration se fait mal ou pas du tout; elle rivalise de vertu avec l'eau du *Bois* et des *Espagnols,* dans les affections où la perte de la sensibilité, l'inertie des solides, sont les élémens importans, comme dans certaines paralysies, où l'on ne doit que stimuler puissamment et exciter d'abondantes diaphorèses; elle guérit les blessures, et autres accidens causés par les coups de feu. On l'emploie avec un égal succès, lorsqu'il faut produire une inflammation locale, rouvrir une plaie, en extraire les corps étrangers, dilater les sinuosités, et rendre les caries des os accessibles à son action et aux topiques dont l'expérience a consacré l'utilité. Lorsqu'on n'a pas une trop vive excitation à craindre, cette eau est le meilleur cicatrisant des ulcères de nature écrouelleuse fussent-ils même compliqués de la carie des os subjacens.

Cette source est réputée spécifique de l'asthme, maladie de nature trop variée, pour pouvoir considérer l'eau de *César* comme son spécifique. Elle est bonne dans l'asthme nerveux, comme moyen perturbateur, par l'agitation violente qu'elle cause à l'estomac, impression sympathique qui rompt l'état spasmodique qui le compose ; elle est avantageuse aussi dans la dyspnée humide, comme excitante et diaphorétique dans les personnes chez lesquelles les bronches s'engorgent facilement. On sent combien elle est contraire aux autres espèces.

L'eau de *César* n'est guère utilisée à la source qu'en bains et douches, et rarement en boisson, à moins que par les gens du peuple qui jugent toujours de la bonté d'une eau minérale par le degré de son activité. Un homme d'environ 40 années, sujet à des coliques néphrétiques, avait bu de l'eau de *la Raillère*, de *Mauhourat* et de *Pause* pendant vingt jours, sans ressentir aucun effet. Deux verres d'eau de *César* produisirent, les deux premiers jours, des urines jumenteuses; les 3e et 4e jours, le malade rendit plusieurs petits graviers; les 5e, 6e et 7e jours, les urines devinrent très-copieuses, très-rouges et considérablement chargées; le 8e, urines supprimées, vives douleurs aux reins, fièvre avec vomissemens: tout cède à l'usage des antiphlogistiques. Des secousses pareilles et réitérées de temps à autre, ne seraient-elles pas utiles aux goutteux, longtemps avant que les articulations ne fussent atteintes et la diathèse fixée?

Les bains et douches de *César*, utiles dans les maux que nous venons de signaler, produiraient encore de meilleurs résultats, si l'on pouvait en user avec les précautions commandées, et si la douche avait une plus grande hauteur, afin d'ajouter à sa température et à ses autres vertus une force de percussion qu'elle n'eut jamais.

CHAPITRE XVI.

Bains de Pause.

Ces bains ont été construits, il y a environ 20 années. Autour d'un beau vestibule, sont placés treize cabinets propres, mais bas et serrés, où sont placées 17 baignoires de marbre. Deux robinets portent dans chacune l'eau chaude naturelle et la même eau refroidie; la douche occupe le cabinet du centre; on y voit deux robinets fixes, de diamètre différent; les réservoirs longent le derrière de l'établissement; la source y naît tout près: on voit encore dans le vestibule une buvette et le chauffoir.

Propriétés physiques. — L'eau est limpide, douce au toucher; sa saveur est désagréable; elle exhale une odeur d'œufs couvés et charrie un limon blanc et glaireux; sa chaleur est de 37°.

Propriétés chimiques. — Elle est faiblement verdie par le sirop de violettes; l'eau de chaux y produit un précipité blanc; le muriate de baryte, un dépôt grisâtre; l'acétate de plomb, un grand dépôt noirâtre.

20 Kilo., tour à tour soumis à l'appareil pneumato., etc., et à l'évaporation, ont fourni,

1.° La moitié du volume du gaz-acide-hydrosulfurique; 2.° un résidu de couleur brune, du poids de 144 g., composé de 36 g. deuto-hydrochlorate de sodium; 30 g. deuto-carbonate de sodium; 26 gr., deuto-sulfate de sodium; 24 gr. gélatine; 18 g. silice; 10 g. alcali.

Propriétés médicales. — La réputation de *Pause* est immense, et son usage très-étendu; après *la Raillère* et *Mauhourat*, c'est la fontaine dont on boit le plus; sa douche rivalise avec celle du *Pré*, et ses bains lui sont en bien des cas préférables. Un peu moins active que cette dernière, elle doit ses vertus à cette circonstance, et nombre de personnes ne trouvent qu'en elle le spécifique des maux dont elles sont atteintes. Elle est néanmoins presque toujours nuisible, en boisson, dans les pulmonies héréditaires avec phlogose, même en la mitigeant avec du lait et autres substances émulsives; elle avive trop la circulation; elle réveille les solides avec trop d'intensité, pour ne pas nuire aussi dans les maladies de poitrine et d'estomac où les hémopthisies et les hématémèses ont lieu par la délicatesse et l'irritabilité des muqueuses gastriques et pulmonaires. Mais ses vertus actives à un degré médiocre, la rendent susceptible de remplir une foule d'indications dans plusieurs maladies chroniques, avec plus d'avantages que nos autres fontaines. Aussi, convient-elle éminemment, lorsqu'on a à guérir l'inertie des muscles, l'engourdissement des membres, l'empâtement et le défaut d'élasticité de la peau. Des douleurs d'estomac avec vomissemens acides, sont amendés et guéris par l'eau de *Pause;* les rhumatismes, les affections articulaires des personnes modérément irritables, qui compliquent des dartres, résultat de gales mal soignées ou incomplètement guéries, cèdent ordinairement à son usage. Cette eau résout parfois des catarrhes, fait cesser des diarrhées muqueuses, habituelles, que d'autres de nos thermales aggravaient; des indurations de la rate, du mésentère, du pancréas et du foie, dont la dureté paraissait squirreuse, ont été fondues par ses douches. Cette heureuse terminaison a lieu toujours lorsqu'elles ne sont pas trop anciennes, et qu'il n'existe encore ni hydropisie, ni consomption. Les femmes chlorotiques, celles qu'épuisent des leuchorrées tenaces, celles aussi qui sont difficilement et peu menstruées, à cause de la débilité générale et de l'état d'engouement où est l'utérus, trouvent dans l'eau de *Pause* un tonique des plus recommandables. Cette source avive et déterge les ulcères écrouelleux et les cicatrise souvent ; elle a produit de louables résultats chez des femmes sujettes à des coliques, à différentes éruptions venues pendant la lactation ou après l'alaitement, des contraires ou des impressions morales ayant brusquement interrompu la sécrétion de ce liquide ; des tumeurs, des fièvres lentes, des douleurs rhumatismales amenées par des causes semblables, ont été radicalement guéries par des sueurs, des urines souvent fétides que provoquent l'usage continuel des bains, des douches et la boisson de l'eau de *Pause*. Dans certains cas de diabétès, d'asthme muqueux, elle a produit les meilleurs effets. Son emploi est utile dans les paralysies causées par des poisons tels que l'arsenic, et dans celles où la débilité nerveuse et musculaire avec réaction passagère et fugace fournit la première indication.

CHAPITRE XVII.

Bains des Espagnols.

Cette source, nommée aussi *la Reine*, est située au midi de *Pause* et tient à cet établissement. Comme *César*, ces bains n'étaient autrefois qu'une vaste et sale piscine où les gens du peuple, et particulièrement les Espagnols, se baignaient en commun. Un grand personnage à qui ses douches avaient été conseillées, obligea à y faire des réparations, il y a peu d'années; elles se ressentent de la précipitation avec laquelle on les fit; elles sont de mauvais goût et fort mal entendues. On y voit trois baignoires et une douche à deux tuyaux d'un fort volume.

Propriétés physiques. — L'eau est très-limpide, douce au toucher, et contient beaucoup de limon glaireux et blanc; elle a une odeur sulfureuse piquante; sa saveur est plus désagréable que celle des autres sources; sa chaleur est de 40°.

Propriétés chimiques. — Elle est sensiblement verdie par le sirop de violettes. L'eau de chaux y produit, comme aux autres, un précipité blanc; le muriate de baryte, un dépôt grisâtre; l'acétate de plomb, un dépôt noir considérable.

20 Kilo., tour-à-tour soumis à l'appareil pneumato., etc., et à l'évaporation, ont fourni, 1.° plus de la moitié du volume du gaz-acide-hydro-sulfurique; 2.° un résidu noirâtre du poids de 158 grains, composé de 46 g. deuto-hydro-chlorate de sodium; 32 g. deuto-carbonate de sodium; 28 g. deuto-sulfate de sodium; 20 g. gélatine; 16 g. silice; 12 g. alcali.

Propriétés médicales. — L'eau des *Espagnols* nuit aux constitutions irritables et pléthoriques. Ses vertus sont, presque en toutes choses, assimilables à celles de *César*. Plus que toutes les autres, cette eau possède l'énergie et le volume nécessaire pour faire une étuve, et s'en servir dans les diverses affections où cette forme de bain est préférable. On peut donc la conseiller, lorsqu'il faut produire une excitation forte; résoudre les indurations des viscères, et chasser par toutes les voies d'excrétion les produits qui ont déjà subi une élaboration suffisante. Elle est très-utile aussi, lorsqu'il faut introduire dans le corps beaucoup de calorique; raréfier les fluides; titiller les houppes nerveuses, cutanées; donner à cet organe son élasticité primitive, et procurer du ressort et de l'action à l'économie entière. Sa température, la quantité de ses principes et son prodigieux volume, donneraient aux douches des *Espagnols* des avantages certains sur toutes celles qu'on connaît, si elles étaient construites tout différemment de celles que façonnent nos inspecteurs et architectes.

CHAPITRE XVIII.

Bains de Bruzaud.

Un bel établissement renfermait, il y a 20 ans, l'eau de *Canarie* ou des *Pères*, placée quelques toises au-dessous de celles de l'est, déjà décrites. Devenue la propriété de M. Bruzaud, on la transféra dans le village, et le bâtiment qu'on y éleva, est plus vaste, mieux entendu et plus embelli que l'ancien *Canarie* où l'on ne voit que des masures. C'est, sans contredit, un des plus beaux que les Pyrénées possèdent : des terrasses ombragées et fleuries, des cabinets de verdure, des jardins en amphithéâtre, des prairies couvertes d'arbres rares, venus de nos vallées ou transportés des climats plus doux, entourent de toute part cet établissement et en font un très-joli séjour.

On y remarque un péristile spacieux, 13 cabinets très-propres, 17 baignoires dont plusieurs en marbre, et 3 robinets qui portent dans chacune l'eau minérale : celle-ci n'a pas dans tous la même température ; la douche occupe un cabinet particulier ; on y voit deux robinets de diamètre différent ; celle-ci, ni la buvette placée au milieu du vestibule, ne tarissent jamais. Aux deux extrémités du péristile, sont deux pièces d'attente ; l'une sert de salon, l'autre renferme le chauffoir dont les cases ne sont pas numérotées, chose trop négligée dans nos établissemens.

Un aqueduc de brique, long d'environ 200 toises, conduit l'eau de *Canarie* dans les nouveaux bains de *Bruzaud*. D'un diamètre trop grand, par rapport au volume de la source, celle-ci perdit dans ce trajet six degrés de sa température. Ce changement inspira des doutes sur ses vertus, et diminua la confiance des malades. La cause en étant connue, on chercha par de nouvelles fouilles à accroître son volume, et l'on réussit. La source acquit ainsi sa chaleur première et de nouveaux droits à la confiance. Un tuyau de plomb, rencontré à une grande profondeur, prouva qu'elle avait été jadis utilisée, et que le sol s'était comblé ou par les ruines de l'édifice primitif lui-même, ou par d'anciens atterrissemens venus des hauteurs supérieures. Malgré tout, l'eau de *Bruzaud* n'est plus l'eau de *Canarie*; ses vertus médicinales ne sont plus aussi excitantes; mais elle en possède, elle en a même acquis qu'elle n'eut jamais, et qui la rendent une de nos fontaines les plus recommandables.

Propriétés physiques. — Cette eau est limpide et presque sans odeur; quoique douce au toucher, elle cause parfois à la peau une espèce de resserrement qui a quelque rapport à celui que produisent les styptiques, et qu'il n'est pas facile de déterminer; le limon qu'elle charrie est abondant, glumulé et de couleur brunâtre; sa chaleur est de 32° et une fraction.

Propriétés chimiques. — Elle est sensiblement verdie par du sirop de violettes. L'eau de chaux y produit un précipité blanc; le muriate de baryte, un dépôt grisâtre; l'acide oxalique, un précipité blanc, même après l'ébulition; l'acétate de plomb n'y détermine aucun changement.

20 Kilo., tour-à-tour soumis à l'appareil pneumato., etc., et à l'évaporation, ont fourni, 1.° infiniment

peu de gaz-acide-hydro-sulfurique ; 2.° un résidu grisâtre, du poids de 150 g., composé de 44 g. deuto-carbonate de chaux ; 36 g. deuto-sulfate de chaux ; 23 g. deuto-hydro-chlorate de sodium ; 18 g. silice ; 30 g. gélatine.

Propriétés médicales. — Ce que je sais des composans de cette source ne me guidera point dans l'énumération que j'ai à faire de ses vertus ; je ne partagerai pas non plus les préventions dont bien des gens sont imbus ; j'oublierai ce que la faveur et l'intérêt, la haine et la malveillance ont proclamé sur son compte ; je la jugerai sans partialité aucune, et exclusivement d'après les cures réelles, avérées et bien probantes, sacrifiant ainsi les petites coteries à la vérité et au bien-être des malades.

Dans aucun temps, l'eau de *Bruzaud* n'a produit ces perturbations violentes pour lesquelles plusieurs de nos sources sont d'une si grande efficacité. Son activité suffit toutefois pour aviver modérément la circulation, réveiller l'action du cœur et provoquer des excrétions critiques, sans irritation préjudiciable à la peau ni à la muqueuse du tube alimentaire.

Prise en boisson, elle pèse généralement, et purge par indigestion. De là, le danger de la boire dans les affections de poitrine par seule irritation, avec afflux de mucosité ; dans celles avec adhérence, tubercules enflammés ou ulcérés.

Si le même principe existait dans d'autres organes, et compliquait des états morbides que guérissent ordinairement nos sources du *Bois* et de *César*, il faudrait, avant leur administration, user quelques jours de celle-ci, afin de disposer les malades à obtenir des bains et des douches de ces fontaines un résultat satisfaisant.

Cette eau convient toujours aux tempéramens chaux, bilieux, atteints d'éruptions prurigineuses, de dartres volantes et farineuses ; mais elle est loin d'égaler nos autres fontaines dans les maladies de la peau, graves et invétérées. Elle n'a pas ici les vertus détersives et diaphorétiques, nécessaires pour surexciter cet organe, y provoquer une espèce de turgescence, et par l'excrétion copieuse qui en résulte, prévenir des irritations internes ou des stases que l'atonie des viscères favorise si bien. Des chloroses, des leucorrhées où l'irritabilité domine, certains vices de menstruation, retirent de grands effets des bains de *Bruzaud*, secondés de la boisson de *Mauhourat* ou de *la Raillère*, etc. Ses bains et la douche ont quelquefois guéri des douleurs de ventre, des tumeurs, des diarrhées opiniâtres venues pendant la lactation ; mais alors les malades buvaient l'eau de *Pause* ou de *Mauhourat*, etc., et ces dernières ont aussi concouru à provoquer les évacuations critiques qui ont précédé la cure. Faisons observer que plusieurs de ces malades n'ont pu supporter les bains ni les douches d'aucune autre source, leur sensibilité en étant exaspérée.

La douche et les bains de *Bruzaud* ont encore favorablement agi dans des tumeurs écrouelleuses, mais constamment aidés de l'eau de *Pause* ou *Mauhourat*. Cette eau ne produit pas le même bien dans les ulcères fistuleux ; elle les déterge, il est vrai, avive un peu leurs bords calleux, etc., mais les bourgeons sont lents à paraître, la cicatrisation semble impossible, et le secours des autres sources devient nécessaire.

Ce que nous venons de dire de l'eau de *Bruzaud*, prouve que sa manière d'agir ne saurait être comparée à aucune autre ; ses qualités tempérantes ne sont point celles de *Plaa*, ni ses vertus stimulantes celles de *Pause* ni du *Bois* ; mais elle en possède, ne dût-on en juger que par sa température ! Et publier le contraire, c'est aller contre des faits avérés, contre tout ce que la raison suggère. Il est dans les maladies, surtout nerveuses, des nuances si délicates, des élémens si compliqués, des lésions de la sensibilité si bizarres, qu'il n'est pas facile d'assigner les cas précis que chaque source guérit, ceux qu'elle exaspère constamment, et ceux assez rares où elles ne produisent aucun effet. Les lésions qu'on combat si généralement, avec les anti-spasmodiques unis aux émolliens, sont le genre d'affections pour lesquelles l'eau de *Bruzaud* est utile. J'ai vu cette eau exaspérer les maladies où je reconnaissais des lésions isolées de la sensibilité, maladies singulières que l'opium et ses préparations soulagent, et qui retirent des eaux de *la Raillère* et de *Plaa* des guérisons franches et réelles. Cette eau n'a donc pas une propriété stupéfiante ou analogue (je ne la déterminerai point); ses vertus consistent à engourdir les forces motrices, à réprimer certains désordres nerveux et musculaires provenant de l'atonie de ces systèmes : c'est là ce qui la rend spécifique d'états morbides particuliers que *la Raillère* et *Plaa* exaspèrent toujours, comme j'en ai des exemples... — En 1822, un enfant d'onze ans, des environs de Dax, dont la croissance avait été rapide, fut envoyé à Cauterets pour tâcher de le soulager ou le guérir de convulsions perpétuelles que nous jugeâmes être la *chorée* ou *danse de St.-Gui*. Toutes nos eaux en boisson, prises pures ou mitigées de maintes manières, étaient rejetées par le vomissement ; les bains de chacune d'elles, hors ceux de *Bruzaud*, à 28 degrés, rendaient les convulsions pires, surtout pendant la durée du bain. A *Bruzaud*, calme complet, le bain eût-il duré plusieurs heures. Au sortir de l'eau et instantanément, convulsions nouvelles. Les bains ont également soulagé un autre enfant venu l'an passé à nos eaux, sujet à des saccades de mouvemens involontaires et dont l'air hébété ne laissait aucun doute sur une altération idiopathique du cerveau ou de ses enveloppes.

CHAPITRE XIX.

Source de Rieumiset ou des Yeux.

CETTE source est située dans une prairie qui porte ce nom, et très-près de l'établissement *Bruzaud ;* fréquentée depuis long-temps, on avait néanmoins négligé d'en généraliser l'usage, et les malades allaient, comme aujourd'hui, lui faire des visites solennelles, exclusivement pour les affections des yeux et les vieilles plaies.

Le propriétaire qui en avait soigneusement observé les effets, y fit bâtir des bains, il y a environ 20 années. Ces bains furent fréquentés comme l'est ordinairement tout remède nouveau, et produisirent des guérisons surprenantes. Des malades qui avaient vainement essayé de toutes les eaux des Pyrénées, et qui étaient résignés à attendre le terme naturel de leurs souffrances, vinrent de nouveau à Cauterets ; et, contre leur attente, ils trouvèrent dans l'eau de *Rieumiset* la santé et la vie. Un caprice a perdu cet établissement, qu'on ne peut remplacer ; heureusement ses vertus ne changent pas, et quelque jour, nous l'espérons, on logera cette source d'une manière convenable ; l'endroit d'ailleurs est propre à tout, oncques on n'en vit un plus pittoresque.

Propriétés physiques. — L'eau est claire, onctueuse, sans odeur ; sa saveur est douceâtre, quoique agréable ; elle dépose un limon verdâtre ; sa chaleur est de 24°.

Propriétés chimiques. — Elle est tant soit peu verdie par le sirop de violettes ; l'eau de chaux y produit un léger précipité blanc.

Propriétés médicales. — Si l'on ne jugeait l'eau de *Rieumiset* que d'après sa chaleur et la nature de ses principes, on la considérerait comme le plus doux, le plus balsamique des médicamens ; mais, en relâchant et détendant l'organe cutané, elle agit encore comme dessicative et attractive.

Cette eau est le remède vanté contre les maladies de nerfs, provenant d'exaltations des propriétés de la vie et d'une excessive énergie des solides ; elle convient particulièrement dans les maladies produites par la concentration de la sensibilité sur l'utérus, ou tout autre organe de grande importance.

En modifiant la sensibilité cutanée, en humectant le corps, en diminuant l'éréthisme général et favorisant de légères diaphorèses, l'eau de *Rieumiset* guérit des spasmes qui gênent les viscères de l'abdomen, entretiennent des hémorroïdes habituelles et l'hypocondrie. Des ophtalmies par cause d'irritation simple et de nature herpétique, ont été guéries par son usage en bains et lotions.

Des ulcères dartreux et d'autres venus à la suite de gales mal soignées, etc., des dartres placées sur différentes parties du corps que *la Raillère*, d'autres eaux et beaucoup de médicamens n'avaient que légèrement amendés, ou que ces moyens avaient rendus pires, ont été guéris par son usage, sans que jamais il soit survenu d'accident de cette dessication. Cette eau déterge et avive la plaie, enlève les croûtes, y détermine un travail réparateur, la formation de boutons charnus, et enfin une cicatrisation achevée ; toujours elle en adoucit les douleurs, l'ardeur et la démangeaison.

J'ai vu des personnes chlorotiques guérir, après

20 et 30 bains d'eau de *Rieumiset*, et des individus tourmentés de mille angoisses indéfinissables, par suite de gales rentrées, guérir aussi après quelques bains qui faisaient reparaître l'éruption. Dans ces cas, une sensibilité exaltée, mais particulière, s'opposait à l'emploi de nos eaux sulfureuses les plus douces, quoique indiquées contre ces affections elles-mêmes.

CHAPITRE XX.

Considérations générales sur la manière de concevoir la nature des maladies et la manière d'agir de nos fontaines thermales.

De nouveaux faits, des observations exactes, choisis tour-à-tour parmi des cas simples d'abord, compliqués ensuite et discutés de manière à en approfondir la nature, voilà, avions-nous dit dans notre opuscule, l'unique moyen de préciser l'action des eaux et de fixer les Médecins sur leurs vertus. Nos premiers efforts n'ont pu atteindre seuls ce but : tâchons aujourd'hui de mettre fin à l'incertitude qui règne encore parmi beaucoup de praticiens sur un point thérapeutique aussi important, et par convaincre certains sceptiques qu'aveuglent de funestes préventions.

Trop long-temps par rapport à nos eaux, et pour tout autre objet, l'erreur a eu la vogue et des partisans nombreux. Sans doute, le devoir de tous est de détruire son empire, de dévoiler ses moyens, d'épuiser ses ressources, en signalant le danger ; mais le Médecin, assez heureusement placé pour les reconnaître, doit-il paraître le moins empressé, quand le désir de voir triompher le bien l'anime ; que la vérité le séduit, et qu'il goûte avec enthousiasme tout projet d'utilité publique ?

Toutefois, à l'aide de quels systèmes, de quelle doctrine concevrons-nous le mécanisme de leur action thérapeutique ? Partagerons-nous les vues exclusives de quelque systématique fameux des siècles précédens, ou bien avec les organico-pathologistes du jour français ou ultramontains, l'ingénieux *Rolando*, le savant *Tomasini*, le véhément *Broussais*; apprécierons-nous les prétendus changemens moléculaires des corps vivans, ou les lésions d'une seule espèce des tissus divers dont ils sont composés? Non, las de ces subtilités et de ces divagations sans bornes, nous nous rallierons plus que jamais à la Médecine antique, au rationalisme empirique, et convenant des données qui sont incontestables aux yeux de tous, nous reconnaîtrons enfin pour base d'une science quelconque, ce qu'on ne saurait nier dans les matériaux qu'elle présente.

Faisons-le remarquer cependant : un ouvrage de la nature du mien ne permet d'employer que la part des principes qu'il doit justifier, quoiqu'elle se rattache à une doctrine générale, faite, conservée par des écrits ou par la tradition. Si, pour un chapitre, nous écrivions toujours un traité général en forme de préliminaire, nous ferions comme ceux que nous ne voulons pas imiter ; une telle responsabilité ne doit peser que sur les têtes du premier ordre. Qu'on nous permette de le dire : s'il y a dans ce moment un esprit généralement bon dans l'étude des sciences, nous devons en avoir ouï parler ; nous ne vivons pas chez les Hotentots ; et si, malgré la versatilité du jour, nous restons fixés à un langage et à des principes à nous connus, c'est que nous les avons sentis vrais ; c'est qu'ils nous éclairent dans notre pratique ; c'est que, pour nous, la science est avancée de toute la supériorité du génie de *Barthez* sur ses contemporains. On peut dire qu'avec les épreuves que devait lui faire subir l'esprit d'analyse et de recherche, elle a mérité déjà la sanction de la postérité.

Disons-le, sans détour : la Médecine ne saurait se composer de prétentions scientifiques isolées ; elles n'enfantent que des systèmes. Tout le monde sait leur danger, mais personne ne se désabuse ; le passé ne corrige pas, et le présent léguera aussi ses scandales.

On en conviendra : la prétention de faire toute la Médecine avec le fait seul de la détermination du siége des maladies, abonde en mille travers, dont le moindre est celui de la donner comme une idée neuve ; on ne saurait, il est vrai, exiger que les hommes estimables d'ailleurs autant que laborieux, qui consument leurs veilles dans les recherches de *l'anatomie pathologique*, reconnaissent cette fatalité ; mais le temps en fera justice à l'avenir, comme les esprits non prévenus le font dès à présent. C'est surtout dans les mains d'hommes étrangers aux bonnes études, qu'un système est meurtrier ; nous en pourrions fournir maints exemples relativement à celui du jour.

Ce système, ainsi que mille autres, a pour vertu particulière de faire toute la Médecine avec un chapitre de thérapeutique seulement, et de persuader à une jeunesse complaisante qu'en lui tout est contenu. Et cependant, s'attacher à reconnaître le siége d'une maladie, est une chose qu'on a toujours jugée de la plus grande importance ; nous n'en voulons pour témoins que les classes d'affections organiques, insérées dans toutes les nosologies connues. Ce n'est donc, en aucune façon, une nouveauté, et vraiment on devrait supposer l'Europe moins absurde ! En second lieu, le siége d'une maladie est appréciable ou ne l'est pas ; quand il est reconnu, il reste encore à déterminer les indications qui découlent de bien d'autres circonstances ; et quand il ne l'est pas, on n'a jamais d'autre guide que celui de la détermination des indications apparentes..... La base de toute pratique est là : le vice consiste à ne faire la Médecine qu'avec une de ces idées, tandis que leur combinaison peut seule éclairer d'une manière positive.

On ne peut donc admettre, avec *Bichot*, qu'il n'y a d'essentiel dans l'étude des maladies que la recherche de leur siége ; car tous les malades ne meurent pas ; ceux qui succombent, n'offrent guère que les dernières traces d'une affection foudroyante ou lentement consomptive. Et que peut-on conclure de là pour la thérapeutique ? Enfin, pour ceux qu'on traite et qu'on sauve, nous admettons que la connaissance du siége du mal peut être utile ; mais encore, faut-il que les symptômes la révèlent, et les cinq ou six cents extispices de M. *Broussais* lui-même n'apprennent rien pour les cas où ces symptômes ne parlent point. Pour toute consolation, voudrait-on proposer au malade de l'ouvrir quand il sera mort ?

Elle sera donc notre guide encore, cette doctrine qui ne concilie pas tous les points systématiques, parce qu'elle en rejette beaucoup, mais qui établit l'accord et l'union entre les faits réels qui, superficiellement examinés, semblent s'exclure les uns les autres. Oui, la Médecine doit être éternellement flottante au gré de tous les caprices, ou à jamais elle repose sur les bases que nous avons adoptées.

La difficulté entre nous et nos Adversaires, est tout entière à savoir si la nature aussi intime que possible d'une maladie, et des moyens de la combattre, est ou n'est pas la base fondamentale de la science. On parle beaucoup des progrès de cette dernière : ces progrès nous semblent plutôt être la variété des aspects qu'elle présente à chaque époque aux esprits divers, que la marche successive de ceux-ci vers des connaissances plus fixes ; et l'histoire nous montre, à travers les hypothèses qui se remplacent, qu'il y a toujours, malgré les erreurs où elles nous entraînent, un fonds inaliénable de vérités dont les praticiens sont restés dépositaires. Notre but, nos constans efforts en philosophie médicale, sont de rechercher, dans tous les cas possibles, en quoi ce fonds de vérité consiste. Or, le problème réduit à sa plus simple expression, est le suivant: Voilà un malade; comment faut-il le guérir? Pour nous, toute la Médecine est là.

Ce problème est insoluble dans les méthodes nosographiques pures, par la raison qu'on ne peut, dans leur esprit, agir sans avoir reconnu l'espèce, en descendant vers elle depuis la classe, l'ordre et le genre; c'est le précepte de rigueur dans l'école de M. *Pinel* entr'autres. La première, la plus importante chose à faire, vous dit-on, c'est de classer la maladie, afin d'appliquer empiriquement le remède consacré par une expérience utile. Or, nous le demandons aux plus fins: quel est celui qui voudra classer une maladie philosophiquement, avant de l'avoir vue d'un bout à l'autre? Et dans ce procédé très-utile aux cas où convient l'expectation, quel parti prendra-t-on dans les cas urgens? Il est de fait qu'il en existe. C'est donc ici toute la difficulté pour les nosographes comme pour nous. Ils agissent toutefois dans ces impérieuses circonstances; ils agissent ou en aveugles, et ils sont conséquens; ou en rationnels, et c'est là que nous les attendons. En effet, s'ils se conduisent alors par la recherche d'indications assignables, nous réclamons pour qu'on agisse toujours de la sorte, ou qu'on n'agisse jamais, alternative décisive. Il est donc forcément établi qu'il y a des cas où il faut rechercher des indications; où les prendre?

Il nous semble évident que toutes les circonstances appréciables dans un malade, sont ou extérieures et étrangères à sa constitution comme cause, ou inhérentes et propres à cette constitution. Pour les circonstances extérieures, ou elles sont sensibles et appréciables à chacun, à une valeur connue, ou elles sont inassignables, et alors il faut se réduire à voir le malade en lui-même, ainsi qu'on est obligé de faire, par exemple, pour un homme dont le mal n'aurait aucune liaison sensible avec son régime antérieur.

Maintenant sur quel principe étudiera-t-on cette maladie ainsi isolée? Dans ce cas, le plus favorable, on n'a que l'étude des symptômes, et on n'a jamais qu'elle dans une maladie avancée.

L'étude approfondie du tableau symptômatique d'une maladie quelconque, permet toujours de saisir un ou plusieurs groupes de symptômes conçus *dans un ordre physiologique, naturellement attribuables à une commune origine*, et contre lesquels l'observation a fait connaître des moyens ordinairement efficaces. Il serait aisé de faire voir que ces groupes sont peu multipliés; et on le concevra, si l'on réfléchit que le nombre des maladies est hors de proportion avec celui des symptômes dont on ne pourrait guère assigner plus de cent. Ces symptômes, en outre, se réunissent souvent en certain nombre dans la même expression séméiotique. Il faut donc que le cadre des maladies auxquelles il donne lieu, ne doive son immense étendue qu'aux combinaisons très-variées de ces symptômes, et à celles moins nombreuses des dispositions de l'économie, qui reproduisent les ensembles où ils ont une même expression. Ces dispositions de l'économie tiennent à une lésion ou de la vie ou des solides, ou des humeurs; ce sera comme on voudra. Nous dirons toujours qu'elles tiennent à une lésion de la vie; d'abord, parce qu'il faut s'entendre; en second lieu, parce qu'il n'est pas démontré que l'organisation produise la vie, témoin le cadavre, et que nous trouvons naturel que la vie produise l'organisation. La connaissance de ces lésions distinctes, celle de leur importance dans une maladie quelconque, et celle du traitement qui leur est particulier, servent de base à la thérapeutique.

Les derniers termes de l'analyse, toutes les fois qu'ils sont appréciables sans aucun mélange hypothétique; toutes les fois, par exemple, qu'ils sont représentés par une expression séméiotique valable aux yeux de tout le monde, sont bien réellement des états particuliers et divers de l'économie vivante altérée, n'importe où; il faut donc leur donner un nom; et comme il est généralement admis dans les sciences d'analyse que tout ce qui n'est plus susceptible d'être divisé est provisoirement estimé simple et nommé *élément*, nous appelons aussi *élément de maladie* tout état vital que font reconnaître des symptômes harmoniques, qui fournissent une expression séméiotique unique dans les circonstances données; qui ont des crises, un traitement, et que la nosologie présente ou seuls ou unis à d'autres. Cependant pour n'offusquer personne, et pour nous soustraire à l'influence des mots, nous nous servirons de celui *sujet d'indication;* car un ensemble de simptômes qui suggère une indication, tient nécessairement à un état particulier de la vie. Personne n'a le droit de dire qu'on a un remède contre la *fièvre bilieuse*, contre l'inflammation en général, etc. On ne pourrait tenir ce langage qu'au milieu des charlatans, ou de l'abnégation honorable dans ses motifs que les nosographes font de leur logique. Nous n'avons que des moyens partiels d'agir sur les maladies. Il est cependant positif qu'en certains cas nous agissons d'une manière d'autant plus utile, que nous suivons de plus près les procédés que la nature emploie dans les terminaisons des maladies. Ainsi l'art et la nature fournissent, chacun en particulier, la preuve qu'il est possible de décomposer les maladies, l'un par des médications partielles, l'autre par des crises.

Pour nous, le traitement d'un élément n'est absolument qu'un ouvrage de manœuvre quand cet élément se présente seul, et que les plus exactes recherches ne décèlent aucune complication. Ainsi nous ne cherchons pas à savoir comment il se fait que le quinquina détruit l'intermittence; pourquoi la saignée est le meilleur antiphlogistique; pourquoi les purgations douces, répétées à reprises successives, détruisent les diathèses humorales des premières voies: aucune doctrine ne pourrait mieux que la nôtre s'élever à ces notions ultérieures; mais nous les négligeons afin d'éviter toute erreur. Dans les données pratiques, ces traitemens partiels sont dans nos mains comme autant d'instrumens spécifiques, par cela seul que nous les dirigeons contre des états simples, d'après les données constantes de l'expérience; nous ne cherchons jamais alors comment ils ont agi; nous ne tenons une exacte et minutieuse appréciation que des effets déterminés. Quelquefois néanmoins, lorsque la production d'un élément est singulièrement liée aux effets connus d'une propriété vitale déterminée, ou bien qu'il découle des influences bien appréciées d'un organe, nous employons le nom de cette propriété, ou la désignation de cette influence, à la place du nom de l'élément. De même, lorsque la cure d'un élément manifeste des effets liés dans un ordre physiologique analogue aux crises naturelles de l'élément, et aux propriétés générales du remède, il peut nous arriver de désigner ces propriétés comme le moyen curatif. Dans aucun de ces cas, nous n'avons prétendu expliquer, et les choses sont pour nous comme si nous avions présenté le tableau symptômatique de l'élément, et indiqué sans commentaire le traitement que l'observation pratique lui a consacré. Plus particulièrement néanmoins, le mot *spécifique d'élément* (car jamais ce mot ne s'applique parmi nous aux maladies composées, prises dans leur ensemble), sert à désigner les moyens qui détruisent sans effets sensibles, autres que la disparution du mal, l'*élément* auquel on les expose. Toute critique sur le mot *spécifique* serait maintenant inutile. Qu'il nous soit permis de rappeler que le professeur *Richerand*, en faisant la censure de ce mot, n'a même pas entrevu dans quel esprit il devait être prononcé.

Ainsi donc, fidèles à notre plan, nous ferons nos efforts pour déterminer les cas de maladies simples, guéris par nos eaux. Aidés de cette analyse, sans laquelle tout n'est qu'obscurité, nous tâcherons de préciser les complications où elles ont été salutaires; nous dirons les élémens qui ont contrarié la guérison, ceux qu'il a fallu détruire avant d'en commencer l'usage; nous noterons avec exactitude les crises qui seront survenues, les phénomènes qui auront entravé leur marche; les secours, autres que les eaux, qui auront été prescrits et dont l'effet ne peut être que sensible; nous apprécierons encore les principes de maladies où les eaux auront agi comme *spécifiques*, et ceux qu'elles n'auront combattu qu'en excitant de diverses manières toutes les voies d'excrétion, etc. Rapportées avec toutes ces circonstances, nos observations auront un but d'utilité incontestable, que des descriptions exclusives, le plus exactement faites, ne sauraient atteindre. Il est urgent, sans doute, de citer des faits; mais la connaissance pure et simple des détails d'un fait est sans utilité, si, par eux, on ne s'élève à la notion de sa nature;

si on ne reconnaît la lésion interne à laquelle ils se rattachent ; si on ne distingue leurs rapports d'intimité et de dépendance. En procédant de la sorte, nous légitimerons les différens principes thérapeutiques que nous aurons établis, et nous prouverons incontestablement l'efficacité de nos thermales, que d'ailleurs personne de bonne foi ne conteste.

CHAPITRE XXI.

Affections simples.

La Faiblesse.

Quoique nos exclusifs reconnaissent en principe que l'action vitale peut être surexcitée, pervertie ou diminuée, ils n'admettent, à proprement parler, qu'une seule classe de maladies ; que dis-je ! même qu'une seule maladie, l'*irritation* et ses différens degrés, ne nécessitant qu'un traitement unique, malgré la diversité des tissus où elle siége, et les nuances vitales, particulières à chacun. Aujourd'hui, plusieurs font de grandes concessions, et dans peu, sans doute, ils reviendront au point d'où ils sont partis. Déjà ils accordent que rien n'est plus commun que l'asthénie locale ; que des deux sortes de mouvemens ou forces dont sont doués tous les organes, il arrive qu'ils peuvent être altérés à la fois, sans l'être de la même manière, les uns étant accélérés, les autres ralentis ; que souvent un organe étant dans l'asthénie, en même temps que les fonctions languissent, l'action nutritive s'exalte, *le sang afflue vers la partie privée de son stimulus accoutumé*, et l'irritation s'y développe secondairement (1) ; qu'un certain degré de faiblesse de l'estomac, par exemple, se propage à toute l'économie, soit par les vaisseaux, soit par les nerfs, soit

(1) Que pourrait-on dire de plus en faveur des fluxions passives ?.....

parce que les matériaux nutritifs, nécessaires à chaque organe, ne lui sont plus apportés en quantité convenable, ou que ceux qui lui parviennent ne sont plus doués de qualités qu'ils devraient avoir, soit encore que l'influence nerveuse cesse de se répandre comme il convient pour l'exercice normal des fonctions ; ils accordent aussi, qu'il est des circonstances où l'asthénie paraît devenir une cause d'irritation, ou du moins rendre les parties plus impressionnables à l'action des stimulans (1) ; que par suite de l'asthénie des solides, le sang peut s'altérer et perdre une partie de sa vitalité ; enfin, ils avouent que l'*asthénie* favorise la formation des désorganisations, et surtout la production des tissus morbides, telles que les ossifications accidentelles, les incrustations calcaires, l'induration indolente, etc. ; qu'elle est de plus congénitale et héréditaire, et réclame des méthodes de traitement spéciales (2). Que feraient de plus l'irritation, la surexcitation partielle ou générale? Ne prendrait-on pas à ce langage les organico-pathologistes les plus déterminés pour des zélateurs de *Bronw* ou de *Pinel ?*

Mais, puisque la faiblesse est cause de si graves désordres, et qu'elle amène des changemens pareils, on conviendra qu'elle n'est pas un *mot vague* qui n'exprime rien, et qu'au contraire elle est un état de l'économie, tel que, par lui, une ou plusieurs de toutes les fonctions s'exécutent d'une manière languissante et pénible. Pour nous, en effet, et d'après

(1) L'irritation, et par suite l'inflammation, ne serait donc pas toujours le résultat forcé de la suractivité des organes où elles siégent.

(2) Grâce à de pareils aveux, la cause des eaux minérales est sauvée ; car c'est particulièrement l'asthénie qu'elles détruisent ; mais, pour cela, son existence ne doit pas être contestée, et c'est ce que faisaient nos systématiques.

les faits, la faiblesse est générale ou partielle, existe seule et exige un traitement direct, ou est liée à d'autres états morbides, et disparaît par leur curation bien entendue. Sans doute elle peut être subordonnée à une altération organique ; nous en citons divers exemples ; mais elle n'est pas constamment produite par ces sortes d'altérations ; car, y aurait-il phlegmasie chez cette jeune femme épuisée par un alaitement prolongé? sa force musculaire est singulièrement diminuée ; son sommeil est léger, mais tout l'y invite ; les digestions la fatiguent ; la plus légère cause d'émotion l'agite et l'attendrit. Dans cet état de choses, on supprime la lactation ; on prescrit les analeptiques, les toniques, les eaux de Cauterets (si l'on veut), et la santé se remet, se ranime comme une flamme expirante à laquelle on fournit un nouvel aliment. Où donc est le siége de la maladie organique de cet efféminé que tous les écarts de régime et l'abus des plaisirs énervent? Le voilà hâve, les yeux plombés ; une course légère le met hors d'haleine ; la moindre résistance physique l'épuise ; rien n'est moins régulier que ses digestions ; il maigrit, mais alors il fait trève avec les excès : il use, et n'abuse pas. Un régime restaurant, un exercice modéré, les eaux minérales remplacent les orages d'une vie désordonnée ; les forces renaissent, les fonctions se régularisent ; la santé n'est plus douteuse.

La faiblesse est de tous les principes de maladies celui qu'on voit exister uniquement chez un grand nombre d'individus qui viennent à Cauterets faire usage de nos eaux. Les gens du peuple, privés d'alimens de bonne qualité, minés par des travaux excessifs ; les femmes épuisées par des hémorragies et autres évacuations fréquentes, n'ont souvent d'autre incommodité qu'une faiblesse extrême. Les chagrins profonds, les jouissances précoces, sont encore les causes de l'affaiblissement qu'éprouvent les personnes fortunées des grandes villes qui y ont recours. On reconnaît cette espèce de faiblesse à la bouffissure du visage, à l'amaigrissement du corps ; les digestions sont pénibles ; l'exercice fatigant et même impossible ; les extrémités enflées. Nos eaux avivent insensiblement les forces de l'estomac ; bientôt la peau se colore, les muscles se roidissent, l'appétit se réveille. On fait, dans quelques cas, concourir avec succès l'usage des substances toniques et du régime, moyens auparavant employés inutilement.

I.re Observation. — M.lle de C., des environs de Lectoure, tempérament indéfinissable, enfance extrêmement débile ; totalement privée d'appétit, elle fut jusqu'à quinze ans tourmentée par un poids à l'épigastre. Le lait, le fruit et quelques gâteaux, seuls alimens dont elle se nourrissait, augmentaient ce poids et provoquaient chaque fois une douleur sourde à l'estomac et une toux férine ; sa maigreur était effrayante. A la puberté, la faiblesse et les accidens qui suivaient les repas devinrent plus forts ; ses jambes s'enflèrent ; l'*utérus* fit mal ses fonctions, et le travail incomplet qui s'y opéra ne servit qu'à tout exaspérer. La poitrine s'oppresse, la malade est de plus en plus dégoûtée des choses substantielles ; depuis lors, flatulences et coliques sourdes.

Un régime suivi, varié, et quelques remèdes fortifians, avaient été conseillés sans succès avant la puberté. Depuis lors, les Médecins attribuèrent son état à un défaut de menstruations, et ils insistèrent long-temps et vainement sur des moyens emménagogues, même irritans.... Eh ! que pouvait-on espérer de l'*utérus*, à qui l'économie ne fournissait aucun moyen d'agir, et qui était comme les autres organes dans une atonie et une nullité absolue ! La *faiblesse générale*, surtout celle de l'estomac et des organes de la nutrition, me parurent seules constituer cet état, à l'arrivée de la malade à Cauterets en 1816; et je crus devoir m'attacher à relever l'abattement dans lequel ils étaient tombés, et à solliciter une réaction avant de provoquer des actes qui supposent une certaine énergie.

Cette première année, M.lle C. vint tard, ne resta que 15 jours. Quinze verres d'eau et autant de demi-bains de la source de la Raillère (à 30 degrés) accrurent un peu les forces; elle passa l'hiver beaucoup mieux.

Cette année, nous l'avons trouvée plus forte et moins maigre; elle mangeait un peu de pain. Nous avons prescrit, pour chaque jour, quatre pilules composées d'ingrédiens toniques; deux verres d'eau de la Raillère, et un demi-bain de trois quarts d'heure, de la même source, à 30 degrés. La malade a passé un mois à Cauterets. Vingt demi-bains et quarante-six verres d'eau, dont six de Mauhourat, l'ont mise à même de faire chaque jour une longue promenade; son appétit est devenu bon et les digestions faciles; elles n'étaient plus suivies de pesanteur ni de coliques. Les règles parurent en novembre. Elle est depuis bien portante.

II.e Observation. — Tout le monde a vu la femme dont je vais raconter l'affreuse histoire. Mariée à un militaire de Saintes, sergent dans un régiment de ligne, Magdelaine B. avait suivi son mari en Égypte, en Italie, en Allemagne, sans essuyer de maladie ni d'accident. En 1811, mère de deux enfans, mais forte et d'ailleurs aguerrie, elle voulut encore l'accompagner en Espagne. D'abord aussi heureuse que par le passé, Magdelaine échappe durant deux ans aux périls que tout multipliait sur cette terre de la dévastation. Enceinte de nouveau, elle songe à rentrer en France: le convoi dont elle faisait partie est surpris par une de ces bandes connues par leur férocité. Cette femme voit assassiner ses enfans, mutiler son mari ; elle-même partage leur sort ; sa tête, ses membres, sa poitrine, son dos, sont percés de coups ; le fer d'une baïonnette traverse de part en part son épaule gauche ; on fait plus, on la crucifie et des clous attachent ses pieds et ses mains à une porte..... On lui arrache la langue... Sauvée comme par miracle, elle fut transportée à Bayonne ; ses plaies ne parurent point dangeureuses, mais le fœtus fut jugé mort et bientôt on pratiqua à cette malheureuse l'opération césarienne... Elle survécut encore !... Attirée cette année à Barèges, Magdelaine B. y a passé six semaines ; ces eaux ont fatigué son estomac, laissé aux membres leur faiblesse, imprimé aux muscles des contractions tétanodées, rendu la marche plus difficile. Elle vint à Cauterets sans espoir de guérison, et seulement pour y exciter la pitié des étrangers et provoquer leur bienfaisance.

Cette femme n'était point souffrante malgré ses mutilations ; mais elle n'exerçait le mouvement qu'avec peine, sans qu'on pût attribuer cette gêne à un rhumatisme ou à une paralysie ; ce n'était que par un grand effort qu'elle jetait l'extrémité droite en avant. On voyait à la tête deux énormes cicatrices s'étendant postérieurement dans la direction des sutures lambdoïdes ; les membres en offraient plusieurs en divers sens. L'extrémité inférieure droite avait été plus gravement atteinte, était devenue beaucoup plus courte et l'articulation fémoroiliaque ; la partie antérieure de la cuisse, le genou et la jambe en offraient aussi de très-profondes, on voyait enfin les traces de toutes celles que nous avons indiqué plus haut... Le son d'une clochette annonçait sa présence, et des signes expressifs faisaient connaître ses malheurs et ses besoins ; ces signes contrastaient singulièrement avec des traits flétris, l'abattement de l'âme, un anéantissement, une indifférence inexprimables.

Elle but et se baigna d'abord à Bruzaud ; huit jours suffirent pour exciter un grand appétit, et réveiller assez l'action musculaire pour que la malade pût se transporter à la Raillère et à Mauhourat ; elle usa largement de leurs eaux. Au vingtième jour, les forces sont singulièrement accrues, et, chose merveilleuse! des sons distincts, articulés, rendent à l'infortunée Magdelaine la possibilité d'exprimer ses idées. Qu'on juge de son étonnement ! Elle resta vingt jours de plus, et continua de se baigner à Bruzaud et de boire dans la journée une trentaine de verres d'eau de la Raillère et Mauhourat. Elle partit enfin satisfaite et heureuse, mais boitant encore un peu.

On ne saurait douter de la profonde débilité de tous les systèmes chez la femme dont nous parlons ; on n'ignore pas que cette débilité portée à l'excès, est la plus favorable condition de l'état convulsif ; on sait aussi combien sont irritantes les eaux de Barèges. Ce stimulus était donc trop puissant : telle source de Cauterets aurait eu d'aussi peu salutaires résultats. Un heureux hasard conduisit Magdelaine à Bruzaud, dont l'activité modérée se trouva proportionnelle à la sensibilité qui lui restait. Les forces progressivement accrues arrivèrent au point convenable pour soutenir, sans commotion pénible, les effets de la Raillère et de Mauhourat ; Barèges alors eût sans doute aussi convenu. Il est évident que, dans ce cas, l'effet saillant de nos eaux, c'est *le ton* qu'elles ont rétabli ; car, sans s'attacher à d'autres circonstances, la chose a, pour ainsi dire, été palpable dans les changemens survenus à la bouche : de pâles et relâchés qu'étaient auparavant les muscles génioglosses, etc., ils étaient devenus rouges et contractés ; une érection à peu près produite à volonté, les élançait vers le palais à la façon d'une langue, et facilitant ainsi le rapprochement des deux plans, rétablissait un des mécanismes nécessaires à l'articulation des sons. Il est bien remarquable, en effet, que le bégayement était presque nul..... On ne saura pas, sans intérêt, que le premier mot qu'ait fait entendre l'organe nouveau que Magdelaine venait d'acquérir, fût un cri de reconnaissance. L'instinct seul pouvait lui révéler une faculté, sur laquelle la réflexion, bien loin de suggérer de consolantes espérances, ne pouvait que rappeler un accablant souvenir.

CHAPITRE XXII.

De la Douleur.

LA douleur, compagne ordinaire des maladies chroniques, n'a pas, dans toutes, une même importance. Forte et tenace dans les unes, mobile et fugace dans les autres, elle constitue une manière d'être de la sensibilité, qu'il serait essentiel de bien connaître. Ce n'est pas cependant à étudier ses nuances infinies, que le praticien doit s'attacher, mais à fixer les cas où cette lésion de la vie forme une maladie isolée; ceux où elle s'associe d'autres élémens, et ceux très-multipliés où elle n'est qu'un effet ou qu'un symptôme. Il n'est pas rare de voir à Cauterets des personnes atteintes de migraines violentes, de douleurs d'estomac cruelles, de coliques déchirantes, n'éprouver ces douleurs que par accès, et ne laisser après elles aucun indice de leur nature. Les femmes qui abusent des liqueurs, celles qui ont subitement renoncé à une vie active pour jouir d'un repos presque absolu, y sont les plus exposées; ces personnes sont toutes irascibles, sujettes à des insomnies; mais ce qui caractérise surtout ces névralgies simples, c'est leur invasion subite.

Ceux qui combattent notre admission de la douleur à l'état d'*élément*, outre qu'ils cherchent à l'expliquer, ce qui est peu sage, nous fournissent la plus sûre argumentation contre les soupçons qu'ils nous opposent. « La douleur, disent-ils, est le

» produit de la résistance du principe de la sensibilité » ; mais la résistance suppose une attaque, c'est-à-dire ici une cause impressionnante. Or, cette cause est appréciable ou ne l'est pas ; si elle l'est, il est tout simple de la reconnaître ; si, au contraire, elle ne l'est pas, il est gratuit d'y croire, surtout quand on voit la douleur disparaître, en beaucoup de rencontres, dans un espace de temps tellement court, et sans trace subséquente, qu'il faut être bien ami des hypothèses, pour admettre que ce court espace de temps aurait suffi à la résolution de tous les accidens inflammatoires ou de simple irritation. Ils ne nient pas, il est vrai, ce genre de douleur, pour si variées que puissent être les causes qui la produisent alors, et ils exigent qu'on les suppose ; ils n'ont pour la calmer, ainsi que nous, qu'un ordre de moyens, les *sédatifs*. Mais, n'est-il pas plus simple de raisonner de la sorte ? Quand la douleur a une cause, il faut tâcher de la détruire ; quand aucune ne peut être appréciée, et qu'on s'interdit des théories hypothétiques (je ne dis pas des suppositions plausibles) ; que tous les praticiens se trouvent réduits à recourir à un même genre de remèdes, ordinairement suivi de succès, chance commune à toutes les curations, il faut bien en venir à reconnaître qu'il peut exister des lésions de la sensibilité sans altération organique, ne devant leur existence qu'à elles-mêmes. Pour quiconque est arrêté dans ses conclusions aux choses appréciables, c'est le seul parti à prendre.

I.re Observation. — Paysanne du Béarn, 40 ans, tempérament sanguino-nerveux, mère de trois enfans ; jusqu'au 12 avril 1818, bonne santé ; travaux pénibles, grossesses, alaitement, rien n'avait troublé l'équilibre de ses fonctions. Tout-à-coup, sans cause apparente, vers trois heures après midi, une douleur aiguë se fixe sur l'os de la pommette droite. Cris déchirans, agitation extrême; on dirait une lance enfoncée dans la joue. Cet état dure une heure, sans que des applications froides, chaudes, des pressions réitérées la soulagent; bientôt la douleur s'étend, gagne l'œil, la tempe du même côté, la moitié de la tête, et disparaît. Sommeil profond. Aucune cause n'est reconnue. Six jours se passent sans récidive; le septième au matin, la douleur revient avec la même acuité, dure trois heures, s'étend et finit aussi brusquement que la première fois. On juge qu'elle est de nature nerveuse; on soupçonne une nouvelle grossesse; on proscrit des bains de pieds, des lotions d'eau de mauves, des doses répétées d'eau de tilleul, de fleur d'oranger, d'éther, de laudanum liquide.... La douleur reparut le lendemain; mêmes moyens, application de deux sangsues à la tempe: la douleur revint encore. Des demi-bains, une petite saignée du bras, trois sangsues à l'anus, des pédiluves sinapisés restent sans effet. Un vésicatoire à la nuque exaspère la douleur; deux vésicatoires aux bras la rendent aussi plus forte, produisent la fièvre et une ardeur d'urines. L'application de deux sangsues est préférée à une scarification. Léger épistaxis sur le soir, nul amendement; enfin les sinapismes, le quinquina, des doses combinées d'opium, de camphre, d'extraits de poisons, échouent; ces derniers sont suivis d'ivresse et de vomissemens. Alors, les accès deviennent fréquens, le sommeil rare et léger, la maigreur extrême. On propose un voyage à Cauterets; la malade a ordre de prendre chaque matin les eaux, les bains et les douches de Pause, et le soir, les bains et les douches de Bruzaud... L'air, l'exercice à cheval avaient paru la soulager durant son voyage; et un peu de lait fut pris le soir; bon sommeil dans la nuit... Elle se réveilla pour souffrir ; mais pleine de confiance, elle part pour Pause. Deux verres d'eau de cette source pèsent à l'estomac ; un bain chaud agite et ne sollicite point la digestion de l'eau. Après trois minutes de douche, exaspération des souffrances ; convulsions des muscles de la joue et du col, énormes pulsations des temporales, véritable état fébrile. Rien n'égalait la frayeur de cette malheureuse ; le découragement avait succédé à l'espérance, et la mort lui semblait inévitable.

Appelé près d'elle dans ce moment, je fus frappé de sa maigreur, de son désespoir. L'action du parler, indispensable pour obtenir des détails nécessaires avant d'agir, vint encore ajouter à ses tortures.

A l'examen, la joue, la tête, n'offrent aucune trace d'inflammation ; l'oppression des parties ne dévoilait rien ; on n'y voyait ni rougeur, ni tension, ni gonflement. Les organes des sens étaient libres, la respiration naturelle, les fonctions digestives faciles, quoique l'appétit fut presque nul. Le pouls seul était petit, irrégulier, vibrant, la peau rude ; les règles, hors le premier mois de la maladie, avaient toujours eu lieu. La faiblesse actuelle n'avait pas été primitive ; elle était la suite nécessaire de longues et cruelles douleurs. *Où donc prendre une indication? Il ne restait que la douleur elle-même. Je reconnus, et uniquement, un accroissement exclusif de la sensibilité sur un point, constituant une névralgie simple.*

Je prescrivis du lait pour tout régime ; pour la nuit sinapismes aux pieds ; lotions émollientes opiacées sur la tête ; application de compresses imbibées dans ce liquide. A l'intérieur, pilules de cynoglosse de deux grains, de deux en deux heures ; sommeil léger de plusieurs heures. Au réveil, souffrances accoutumées, nausées et vomissement de trois pilules à peine digérées. Demi-bain d'une heure à 28 degrés à la Raillère ; une pilule de cynoglosse et deux verres d'eau minérale : l'eau pèse à l'estomac ; des nausées surviennent, *mais elles cessent* dans le bain ; la malade y éprouve des picotemens aux jambes, une sensation de plaisir surtout à la plante des pieds, et rend beaucoup d'urines... De retour chez elle, nouvelle application de sinapismes durant trois heures ; lait chaud sucré, avec six gouttes de laudanum ; compresses trempées dans une dissolution d'opium sur la tête ; demi-sommeil d'une heure, suivi de sueurs aux cuisses et au dos. Alors calme sensible, pouls mou, point de soif, point de nausées ; propension au sommeil ; la nuit fut bonne. Au réveil, nouvelles douleurs, mais plus supportables ; deux verres d'eau de la Raillère avec trois gouttes de laudanum, l'eau passe vite, demi-bain comme le précédent ; *sentiment de bien-être pendant toute sa durée*, allégement sensible des souffrances. Remise au lit, la malade prend du lait chaud avec trois gouttes de laudanum : sommeil, sueur générale. Tous les remèdes sont suspendus pour la nuit ; peu de sommeil, mais point de souffrance. Les eaux de la Raillère avec le laudanum et les demi-bains sont continués quinze jours encore ; à la fin, ne pouvant se baigner que tard et se trouvant contrariée pour ses repas, la malade prit quatre bains à Bruzaud et un à Pause ; ils ajoutèrent au bien déjà produit. Alors, et deux, trois fois dans le jour, pilule avec extrait d'opium, poudre de ciguë et camphre. L'estomac les supporta bien. Le vingt-unième jour, cette femme partit guérie et sensiblement engraissée.

Maintenant, comment concevrons-nous l'insuccès des traitemens antérieurs et le bon effet des eaux ? Il paraît qu'on avait adopté ce plan très-sage, *révulser et calmer*. On eut le tort cependant de négliger une saignée générale ; elle eût pu remplir à elle seule cette double vue, et les vésicatoires ont ajouté à l'irritation locale, ainsi qu'ils le font toujours quand ils sont impuissans : *Barthez a consacré ces données de l'expérience.* Enfin, les narcotiques nauseux par eux-mêmes ont trouvé l'estomac mal disposé par l'influence sympathique de la douleur fixée à la tête.

Les eaux de Pause, trop violentes, ont agi plus vicieusement encore que les vésicatoires. La Raillère, plus amie des sensibilités anomales, en portant de douces stimulations sur tous les points à la façon des diffusibles, a détruit la condition qui avait rendu dangereux les révulsifs énergiques, rendu à l'estomac le ton que lui enlevait la douleur fixée à la face ; alors les opiatiques ont pu produire leur effet accoutumé, et les urines, les sueurs abondantes se sont établies : véritable crise de l'état nerveux.

M.me A., de Toulouse, a éprouvé de semblables accidens que calmaient des doses très-fortes de médicamens hypnotiques, mais d'une manière passagère. Elle doit sa guérison aux eaux de la Raillère et de Mauhourat, *car elle ne digère pas celle de la Raillère seule.*

J'ai vu des malades atteints de coliques, de crampes et de migraines habituelles, dont la cause échappait à la plus stricte analyse, retirer de nos eaux, de la Raillère particulièrement, des succès aussi complets qu'inattendus. Plusieurs secondaient l'action des eaux par l'usage des hypnotiques qu'ils ne pouvaient auparavant supporter. Dans ces cas, nos moyens naturels ont-ils directement agi contre la modification vitale, ou bien n'ont-ils fait que s'opposer aux mauvais effets de ces remèdes ? Faisons remarquer que pas un de ces malades n'a offert de signe critique. Mais une douleur primitive est difficile à reconnaître ; ses causes en sont cachées et souvent inextricables. Le fait suivant le prouve.

II.e Observation. — Un prêtre, du pays de *Bordeu*, d'un tempérament irritable, dont le caractère était gai et l'imagination vive, fut brusquement atteint d'une cardialgie atroce vers l'âge de 45 ans. Les adoucissans n'ayant produit qu'un mieux passager, on essaya de perturber cet état morbide par l'usage du tabac chiqué et des liqueurs alcoholiques. La douleur persiste ; mais sa durée ayant détruit les facultés digestives, le malade dut forcément continuer l'usage de ces substances. Il vint une première fois à Cauterets, et fut très-soulagé par l'eau de la Raillère. Une force d'âme peu commune, l'indifférence de la vie, l'idée de ne guérir jamais, lui firent abandonner un remède dont il avait à louer les vertus. Deux années s'écoulèrent ainsi, et les douleurs d'augmenter. Une deuxième fois il vint chercher du soulagement à la Raillère. Ne pouvant le priver de liqueurs ni de tabac, je voulus, indépendamment des eaux, modifier leur action délétère par du lait et des calmants. Au 18e jour, souffrances moins vives, sommeil meilleur, les pressions du ventre contre les bords d'une table ou le dossier d'une chaise ne sont plus nécessaires : le mieux allait croissant, lorsqu'il voulut aller visiter Mauhourat et boire de son eau. A son retour, douleur plus aiguë, nausées, poids considérable au bas-ventre, selles sanguinolentes : même régime. Au moment du coucher, les nausées recommencent, il vomit et s'endort. Au réveil, besoin d'aller du ventre ; il remplit son pot d'un sang noir et corrompu ; nouveaux vomissemens, et le malade rend dix livres d'un sang pareil. A la douleur, succéda une extrême faiblesse ; pouls éteint, sueur froide. Des frictions, des cordiaux, pris souvent, rétablissent ses forces, et le mettent à même de partir à cheval le 12e jour. Deux mois après, nouvelles évacuations et mort.

Si la douleur, subitement ressentie, porte à croire qu'elle constituait seule l'affection du malheureux curé, du moins il est hors de doute qu'il existait encore un état fluxionnaire vers la rate, et une véritable congestion que rien ne faisait présumer, puisqu'il n'avait jamais eu d'autre maladie, et que l'examen le plus attentif ne faisait rien apercevoir.

Quand on songe à l'abus qu'il faisait des liqueurs et du tabac, peut-on attribuer à l'eau de Mauhourat la rupture de ce dépôt? Certes, la couleur foncée du sang et sa puanteur prouvent sa décomposition; une congestion semblable n'a pu se faire par un *raptus* instantané; il y avait un état fluxionnaire latent vers la rate. La douleur seule primitivement a donc fini par s'associer ou produire ces deux derniers élémens que rien à l'extérieur ne rendait sensibles. L'impression nouvelle qu'a fait sur l'estomac du malade l'eau de Mauhourat, a suffi pour rompre cet amas, quoique beaucoup moins stimulante que l'anisette dont il s'abreuvait journellement, et que l'habitude avait rendue nulle.

CHAPITRE XXIII.

Du Spasme.

Le spasme, ou la réaction excessive et momentanée des solides vivans, forme une complication presque toujours fâcheuse du plus grand nombre de maux chroniques pour lesquels nos eaux ont de la célébrité. Il arrive aussi que des personnes faibles et irritables ne présentent d'autre signe de maladie que l'état nerveux dont nous parlons. La tension de certains muscles prouve l'existence du spasme ; il se masque quelquefois sous des formes si peu apercevables, que les malades peuvent seuls rendre compte des malaises qu'ils éprouvent. Un sentiment de froid, le pouls concentré, des bâillemens, des pendiculations répétées, sont les avant-coureurs assurés de ces anxiétés bizarres que les malades expriment vaguement, lorsqu'ils disent que les nerfs leur font mal.

Ce mode particulier de nos organes, n'est pour ceux qui n'accordent pas à la puissance vitale la faculté d'agir spontanément, que le *résultat d'une action portée sur les solides*. Ce serait donc sur le point des solides où cette action aurait porté, qu'il faudrait chercher l'élément de la maladie. Mais y aurait-il eu maladie dans le cas où le spasme n'aurait point paru ? Bien plus, toutes les causes sont-elles suivies d'effets ? de très-petites n'en produisent-elles pas souvent de très-grands ? ceux-ci même sont-ils subordonnés l'un à l'autre, de telle manière qu'on puisse appliquer toujours l'adage *sublatâ causâ*, etc.? Enfin, une complication fâcheuse ne peut-elle pas compliquer aussi le traitement? Si elle le complique, cela vient sans doute de ce qu'il faut associer le traitement de la maladie première au traitement de l'affection compliquante. Or, si *le spasme peut être une complication fâcheuse*, de l'aveu même de nos Adversaires, il faut bien qu'il ait un traitement direct spécifique; ou bien ils nous diront à quoi ils aiment mieux renoncer, au principe ou à la conséquence. En quatre mots, le spasme a-t-il une cause appréciable? Tenez-en compte. Existe-t-il, sans qu'on puisse l'assigner? A-t-il un même ordre de moyens par lequel il puisse être guéri quand il existe seul? Nous sommes forcés de reconnaître que c'est une maladie simple. Par exemple, nous consentons à ce qu'ils se servent de toutes les circonstances propres aux observations que nous rapportons, et qu'ils nous disent quelle lésion appréciable, autre que le *spasme*, pouvait être déterminée? Un autre eut peut-être été plus heureux; mais enfin, en me conduisant d'après ce que je voyais, j'assignai un traitement utile. Or, c'est quelque chose que d'avoir en sa faveur l'analyse des circonstances, le remède et le succès.

I.re Observation. — Un enfant était sujet à des roideurs de membres et au trismus. Des bains domestiques froids, long-temps continués, n'avaient rien fait; l'opium et tous les antispasmodiques connus, avaient aussi échoué.... Pendant 15 jours, les eaux et les bains de la *Raillère* parurent aggraver le mal; les mâchoires et les genoux devinrent douloureux.... Je persistai à faire prendre au malade trois petits verres d'eau et des bains de deux heures, à la température de 26 degrés; au sortir du bain, on le frictionna avec une flanelle sèche d'abord, et puis imbibée de baume de Fioraventi. Sa nourriture principale et presque exclusive, était du laitage et des truites. Ce traitement, employé 45 jours, rendit presque nulle la contraction involontaire des mâchoires; la tension des membres diminua aussi beaucoup pendant son séjour ici, et finit par disparaître trois mois après.

II.e Observation. — Une paysanne belle et robuste, abondamment menstruée, au moment où elle voit tomber sa mère apoplectique, ressent une impression si vive à l'épigastre, qu'instantanément ses cours périodiques se suppriment, et un violent hoquet se déclare; elle peut difficilement parler et prendre des alimens. Divers moyens révulsifs, calmans et antispasmodiques, employés pendant deux ans, n'avaient produit aucun effet; vingt demi-bains de la *Raillère* à 32 degrés, et une trentaine de verres d'eau de cette source, soulagèrent beaucoup la malade; des bains de siége et des pilules d'opium, de castoreum avec la gomme-adragant et la poudre de valériane, achevèrent de guérir le hoquet, et rappelèrent les mois.

Nous pourrions citer un plus grand nombre d'observations relatives à des sujets malades de palpitations, de convulsions hystériques, d'asthmes nerveux, de toux périodiques dont la cause prochaine est tantôt une viciation de la sensibilité, tantôt une simple lésion des mouvemens organiques; mais celles que nous avons rapportées suffiront pour prouver la spécificité des eaux de la *Raillère* contre cet état morbifique, signalé par les symptômes les plus disparates et les moins constans.... Il serait curieux, je le sens, de concevoir la manière d'agir des eaux, dans ces cas d'affections simples; mais les malades ont ressenti leurs bons effets, sans qu'ils se soient aperçus d'aucun signe critique... On ne peut assimiler l'action de nos eaux à celles des tièdes, puisque, prises au même degré, elles conservent encore une vertu stimulante ; on ne peut pas dire non plus qu'elles aient une propriété stupéfiante ; qu'elles reprennent la réaction nerveuse, excessive ou irrégulière à la manière des antispasmodiques ; mais, peut-être pourrait-on penser qu'administrées en même temps que ces agens dont l'utilité est reconnue depuis des siècles, et qui seuls ont échoué, nos eaux étouffent l'état spasmodique, en produisant une perturbation légère et insensible ; mais non, elles agissent comme spécifiques.

CHAPITRE XXIV.

Fièvre étique.

Tous les ans, nous voyons à nos eaux des malades atteints de fièvres lentes qui consument le corps, épuisent les forces. Ces états ne sont pas toujours l'effet d'une ulcération, comme le pensent ceux qui ne voient que des phthisies confirmées, et qui ne conseillent nos eaux que par la grande célébrité qu'elles se sont acquises dans les affections de poitrine. Plusieurs n'ont qu'une fièvre essentielle, indépendante de toute *irritation locale*, une *anomalie de l'irritabilité*, quoi qu'en aient dit bien des Médecins qui ont nié son existence. Peut-être n'est-elle que le résultat d'une irritation de tout le système vasculaire artériel, une vraie *sinoque chronique ;* mais le premier moment du début de ces fièvres est loin d'un état de désorganisation tel, qu'on ne puisse sans lui concevoir le mode fébrile. Il est certain qu'on guérit quelquefois de la fièvre étique ; il l'est beaucoup moins qu'on guérisse d'une maladie composée de ces deux états, ulcération et fièvre continue, complication dans laquelle il faut reconnaître que si l'ulcération alimente la fièvre, à son tour celle-ci aggrave l'ulcération.... On reconnaît cette maladie, dont la marche est progressive, à la chaleur âcre de tout le corps, toujours plus prononcée à la paume des mains et le long du trajet des artères ; à l'amaigrissement, à la faiblesse, à une légère exacerbation survenant après les repas, et suivant rigoureusement leur distribution.... Toutes les causes qui usent les forces, en exaltant la sensibilité, produisent la fièvre étique.

Les malades n'ont recours à nos eaux, qu'après avoir vainement employé les boissons émulsives, les apyrectiques rafraîchissans, et quelquefois même les méthodes contraires. A cette époque, le mal a déjà fait des progrès presque incurables ; tout marche à grands pas vers une décomposition prompte. Toutefois quelques succès obtenus chez des individus condamnés, suffiraient pour convaincre de leur utilité au début de ces affections.

I.re Observation. — Un canonnier, dévoré depuis trois mois d'une fièvre pareille, résultat de travaux excessifs, de l'abus de la mastupration et des femmes, fut envoyé de Toulouse à Cauterets pour y boire l'eau de *Mauhourat* et se baigner à *Bruzaud*. Il présentait les phénomènes suivans : mains brûlantes, soif ardente, tendance singulière à dormir, appétit, digestions laborieuses, sueurs au thorax, diarrhée ; œdématie des extrémités, pour peu qu'il supportât le froid humide ; maigreur excessive.

Six jours de suite, deux petits verres d'eau bue au lit ; trois demi-bains : chaleur plus grande, urines rouges et difficiles. Suspension d'eau et de bains durant dix jours ; lait de vache avec eau d'orge et sirop de guimauve pour régime ; eau de gomme nitrée pour boisson : mieux sensible. Même régime encore, plus deux petits verres d'eau de la Raillère, coupée au quart avec une fusion de violettes. Bientôt la fièvre n'exacerba plus, le teint s'éclaircit, les lèvres se colorèrent, les forces revinrent, plus de sueurs ni diarrhées : 36 demi-bains à 28° et 70 verres d'eau, produisirent ce changement avantageux. L'année suivante, le malade revint ; il était maigre, mais bien portant.... Cette année, les eaux déterminèrent une éruption au dos, à la poitrine et aux bras. N'y avait-il qu'irritation chez le malade? Mais, où était son siége? Le succès des eaux ne porterait-il pas à penser que la faiblesse causait tous ces désordres?... A l'aide des eaux et des analeptiques doux, nous avons déterminé des impressions qui ont rétabli les forces; les bains surtout ont révulsé l'éréthisme vasculaire, en titillant la peau; l'éruption qui eut lieu la seconde année, prouve jusques à quel point ils y fixèrent les oscillations irrégulières, etc.

CHAPITRE XXV.

Maladies composées (1).

Phthisie.

Ces affections cruelles dont nous suçons le germe avec le lait, auxquelles disposent une conformation vicieuse, la faiblesse ou l'éréthisme des poumons, que laissent après eux des rhumes mal soignés ou négligés, qui ne sont souvent que le résultat malheureux d'une autre maladie ou le produit de certaines professions ; ces affections, dis-je, après avoir résisté à tous les moyens que l'art conseille, trouvent-elles dans nos eaux un antidote? La *Raillère* est surtout préconisée contre ce mal terrible ; sa réputation est immense ; mais les phthisies qu'elle a guéries provenaient-elles d'un ulcère ? Celles que causent des tubercules, forme sous laquelle se change la substance des poumons, cèdent-elles à son usage ? Malheureusement, non. Nos eaux ne conviennent

(1) Ces maladies présentent toutes un nombre indéterminé d'affections simples qu'il faut considérer comme élémentaires, et qui, réunies, concourent à les établir. Pour obtenir de nos eaux tout le succès qu'on a lieu d'en attendre, il faut connaître avec exactitude et ces affections élémentaires et leur importance respective. On peut, lorsque le raisonnement est parvenu à ce résultat très-souvent difficile, préciser les cas où elles suffisent seules pour amener la guérison, et ceux où elles ne sont qu'un auxiliaire avantageux, sans lequel toutefois les autres médicamens resteraient sans effet.

point à toutes les espèces; il ne faut pas surtout les employer dans leurs différentes périodes, et l'on ne sait que penser des Médecins qui promettent la guérison à des sujets chez lesquels existent les signes d'une décomposition prochaine.

Quelques-uns de ceux qui ont recours à nos eaux sont ordinairement avariés, et l'on est tout surpris de les voir se bercer des plus douces espérances. La fièvre les désole ; la toux déchire leur poitrine ; leurs crachats sont fétides, abondans et de couleur variée ; leur haleine est puante et leur peau terreuse ; la faiblesse va croissant ; elle amène tour-à-tour des selles et des sueurs colliquatives. Alors, leurs yeux sont creux, les joues enfoncées, le nez aminci ; leurs cheveux tombent, les ongles même sont altérés dans leur couleur.

Heureusement les malades en usent avant d'avoir atteint ce degré de dépérissement ; car, que feraient-elles alors ? Et ne faudrait-il pas la puissance créatrice de la nature elle-même, pour réparer de semblables désordres ? Cependant des cas graves guérissent, et la ressemblance des phénomènes apercevables, la similitude de leur marche et de leur terminaison, rendraient ce résultat inconcevable, si nous ne reconnaissions à ces signes des causes internes différentes.

Plus ou moins d'affections simples composent les pulmonies. Il faut, pour apprécier l'action de nos thermales, approfondir ces maladies élémentaires ; déterminer leur nombre ; connaître leurs rapports de filiation, afin de juger de leur influence respective ; ainsi nous concevrons la différence des phthisies *héréditaires*, *specifiques*, etc. De ces données, dépend encore le succès du traitement ; car les meilleurs remèdes contre certains désordres des poumons, aggravent d'autres lésions dont ils sont aussi susceptibles, et exaspèrent des maladies formées dans d'autres viscères, et qui simulent de véritables pulmonies.

Quelle que soit l'utilité de l'analyse, pour déterminer la nature intime des maladies, nous prévenons qu'elle est parfois insuffisante, et que nous commettons à cet égard des erreurs bien funestes. On ne peut se flatter de reconnaître les limites respectives des maux que nous éprouvons, ni de dévoiler toutes les complications; leur marche obscure ne permet pas toujours de distinguer les caractères vrais des maladies de ces épiphénomènes nombreux qui les masquent, et qui trompent si facilement les praticiens et les malades. Par rapport aux pulmoniques surtout, ces réflexions sont très-vraies; il est constant qu'on confond sans cesse la phthisie ulcéreuse avec celles où cette altération n'existe pas, telles que les affections catarrhales et asthmatiques.

S'il est absurde d'attribuer les altérations nombreuses, successives ou simultanées qui résultent d'un état morbide des poumons à un seul mode vital, *l'irritation*, il ne l'est pas moins de vouloir en borner l'étendue à des points ou tissus séparés de cet organe, et de vanter les antiphlogistiques comme seuls capables d'en arrêter les terribles progrès. Agir ainsi, c'est mentir à sa conscience et fausser les observations les plus positives. Les poumons, en effet, sont alors envahis, le mal réside ou retentit sur tous les points, et peut-être n'est-il pas de molécule qui ne partage dans sa nutrition et ses mouvemens la manière d'être pathologique d'organes aussi profondément lésés.... Avec l'irritation, il faut encore admettre ces dispositions originaires, inconnues, qui n'éclatent qu'à des époques déterminées, et qui néanmoins s'annoncent par des dehors non équivoques. Il faut voir dans les différentes diathèses et la disparition d'affections extérieures, des indications qu'on ne saurait négliger sans un danger certain. Le résultat de maladies à siége constant, doit être également apprécié et reconnu presque toujours pour un état débile, que les antiphlogistiques rendent plus intense. Il faut prendre en considération aussi la pléthore, et ces fluxions habituelles, subitement interverties, qui nécessitent dans le traitement des modifications si salutaires. Enfin, il n'est pas jusqu'à la manière d'agir des causes et des influences morales qu'il ne faille apprécier avec exactitude, tant ces circonstances peuvent amener de changemens utiles ou défavorables : ce sont là des sources précieuses d'indications qu'on ne saurait dédaigner impunément, et que le praticien le plus expert ne saurait détruire avec des sangsues.

Mais nos eaux aussi échouent ou sont nuisibles contre plusieurs de ces affections simples. Elles produisent constamment des effets malheureux chez les sujets héréditairement phthisiques, soit qu'un état nerveux ou un vice de nutrition les y dispose, soit qu'une phlogose latente ou un état d'asthénie en soit la condition vitale et en constitue l'élément le plus redoutable.... Prises dès l'enfance, nos eaux en préviennent le développement ; leur boisson, en titillant les voies gastriques, rompt des fluxions vicieuses et empêche de la sorte les congestions de s'effectuer. *L'irritation* ou tout autre état morbide, qui par suite corrode le parenchyme des viscères et détermine des tubercules, la dissolution ou la phthisie, cesse ou par de légères diaphorèses, ou par l'expectoration, émonctoires naturels qu'elles excitent toujours. Les demi-bains agissent dans le même sens à cette époque encore ; l'usage raisonné des révulsifs et des narcotiques concourt avec nos eaux à modifier les *tempéramens héréditaires*. Plus tard, elles sont toujours nuisibles.

I.re Observation. — M.lle B., de Bordeaux, âgée de 10 ans, germe très-probable d'une de ces maladies qu'il est toujours heureux de prévenir. Sa mère, sa sœur, jeunes encore, avaient payé leur tribut... Elle paraissait réservée au même sort. La débilité de sa constitution, la forme de sa poitrine, sa physionomie et plusieurs autres circonstances, dénotaient entièrement l'existence d'une diathèse dont les progrès devaient aller croissant, si l'on ne parvenait à l'enrayer. On conseilla un voyage aux Pyrénées; on vint à Cauterets. Un premier essai fait concevoir des espérances. Soixante verres d'eau de la Raillère coupée avec du lait; vingt-cinq demi-bains à Bruzaud, et cet ensemble de circonstances hygiéniques dont nous sommes entourés, ont donné plus de ressort à la fibre, conforté l'estomac, ranimé le teint, déterminé un appétit insatiable et l'apparition de beaucoup de petits boutons aux jambes avec prurit.

A l'âge où ces sortes de maux se développent, l'économie pèche encore par une surabondance de sang et le trop d'énergie des artères; la phlogose les suit inévitablement, hâte les progrès de l'ulcération et l'accompagne jusqu'à ces dernières périodes. Elle est, dans cette espèce de pulmonie, un élément si important, qu'on dirait qu'elle constitue seule l'état phthisique; du moins est-il avéré que des saignées réitérées et un léger exercice ont sauvé des individus menacés d'une mort presque certaine. Dès que l'ulcération est établie, elle est incurable, bien que sa terminaison puisse quelquefois être retardée; mais nos eaux l'aggravent, et décident même promptement la mort, si l'on s'obstine à les donner à cette époque.

II.e Observation. — Un jeune homme de 25 ans, d'une constitution phthisique, eut, dès l'âge de 20 ans, plusieurs hémoptysies : la moindre fatigue les causait, ainsi que les liqueurs. Bientôt survint la phthisie. A son arrivée à Cauterets, douleur de poitrine aiguë, pouls dur et fréquent. Un verre d'eau de la Raillère, coupée avec l'eau d'orge, exaspéra la toux ; douleur plus vive, soif, fièvre plus forte, pouls ondulant ; le soir, crachats sanguinolens ; dans la nuit, hémoptysie d'un sang écumeux et vif. Les loks, le petit-lait avec le sirop de gomme, le soulagèrent. On aventura un second verre d'eau coupée avec l'eau de violettes, l'excitation fut sensible ; un troisième causa des accidens plus malheureux ; le malade se retira et mourut (1).

Dans les pulmonies héréditaires où la faiblesse constitue l'élément principal, et que complique cette disposition humorale qui entretient d'énormes purulences peu en rapport avec l'ulcération, si d'ailleurs les sujets ont une structure grêle, le thorax mal conformé, la peau blanche, nos eaux sont bonnes, administrées surtout à la première période. Dans ces maux de poitrine, même désespérés, elles font toujours du bien ; constamment elles excitent l'appétit, facilitent les digestions, calment la fièvre et semblent aider l'expectoration. Ici, l'orgasme qu'elles déterminent n'est jamais suivi d'hémorragie ; l'irritation vasculaire n'a pas dans cette espèce l'influence malheureuse qu'elle a dans la première.... Combien donc serait grande leur utilité, si on venait les prendre avant que ces affections fussent devenues incurables !

(1) La susceptibilité individuelle fait varier ces résultats d'une manière singulière et inexplicable. J'ai vu quelques personnes et notamment M. *Victor*, de la Martinique, éprouver chaque jour un crachement de sang par l'usage des eaux de *Bonnes*, se trouver mieux à la *Raillère*, et supporter à merveille celles de *Pause* ; M.me P., de B.ult, a vu ses fréquentes et douloureuses hémoptysies arrêtées également par les eaux de *Pause* et de *Barèges*.

III.e Observation. — M.me C., religieuse, âgée de 22 ans, *issue de race pulmonique* (sa mère, ses frères et beaucoup d'autres parens étaient morts de cette maladie), vint à Cauterets pour tâcher de détruire le germe d'une affection dont elle avait déjà ressenti les atteintes. Elle avait de la fraîcheur, de l'embonpoint, et néanmoins, depuis six mois, de fréquentes hémoptysies étaient survenues sans cause apparente. Depuis la dernière attaque, oppression; le moindre exercice est fatigant. Sans cesse goût de sang à la bouche; douleur sourde, fréquente à l'épigastre et sous le sternum. Deux fois reproduit, cet appareil de symptômes avait deux fois cédé à une saignée. Dans l'espoir d'en prévenir le retour, nous conseillâmes Cauterets. Nous fûmes conduits à ce conseil, par le souvenir du soulagement qu'avait retiré de nos eaux chacun des infortunés parens de la malade; par la considération du tempérament; par celle des propriétés prophilactiques de la Raillère dans les phthisies commençantes; enfin, de l'absence de tout mouvement fébrile, de la spontanéité des hémoptysies, et de la diminution considérable de l'écoulement menstruel que l'application des sangsues n'avait pas rétabli... Au reste, nous ne nous dissimulions aucune des difficultés que l'irritation présumable devait nous faire rencontrer. Mais, qu'attendre?

Les premiers jours, deux petits verres d'eau de la Raillère, coupée avec de la tisanne d'orge nitrée; tous les deux jours, demi-bain à 28 degrés; régime peu nourrissant. Le dixième jour, sueur légère qui amenda les douleurs. Ayant aussi acquis des forces, M.me C. crut pouvoir se rendre à pied à la Raillère. En arrivant, oppression, sueurs, crachats rouillés, syncope; durant deux jours, malaise indéfinissable... Deux lavemens, un épistaxis et une légère hémoptysie le calment ; les douleurs de poitrine se réveillent ; la malade y ressent un grand feu ; elle a soif ; des bains de pied, des lavemens émolliens, de l'eau d'orge avec un peu d'oximel simple, des juleps adoucissans dissipent cet orage. Mme C. recommence l'usage des eaux et des demi-bains ; elle prend, en outre, du petit-lait avec des sucs épurés d'herbes apéritives. Le vingt-troisième jour, démangeaisons considérables aux jambes, aux cuisses, sans rougeur ni boutons à la peau. Le vingt-sixième jour, même état avec bouffées de chaleur au visage, pesanteur à l'hypogastre ; le soir, apparitions des règles, poitrine libre sans douleur ; les règles sont plus abondantes que par le passé, et durent deux jours de plus ; des pertes blanches leur succèdent et se prolongent avec succès. Aucun autre accident ne s'étant développé depuis, Mme C. partit après quarante jours de soins : elle jouit encore du bien-être que lui procura la Raillère.

Certainement, dans ce cas, il n'y avait nulle lésion des tissus, et les élémens consistaient simplement dans une irritation nerveuse des poumons, dans une pléthore sanguine que des évacuations spontanées ou artificielles avaient fait avorter, et qu'une disposition originaire ramenait sans cesse. Peut-on se flatter sur l'avenir ? Ce n'est pas la question ; mais toujours il est bien probable qu'avec les secours que la malade a trouvés à Cauterets, et que peut-être elle y trouvera long-temps encore, elle a prévenu les suites anticipées d'une maladie dévorante.

Les *tubercules* sont encore une maladie grave de l'organe pulmonaire. Il est ordinaire de conseiller les eaux de la Raillère contre cet état morbide, et bien rare d'obtenir un succès complet de leur administration. Je n'ai vu du moins que des cures palliatives de leur usage. Nos eaux détergent (1) les tubercules en suppuration et les cicatrisent quelquefois ; mais le plus souvent, ceux qu'accompagne une inflammation commençante, sont irrités par elle, et tous les accidens s'exaspèrent. J'ai vu même l'air vif de nos montagnes aggraver seul la toux et les douleurs, et causer des hémoptysies alarmantes.

Nos eaux sont principalement utiles contre les *pulmonies muqueuses*, produites par des rhumes négligés et toutes les erreurs du régime. Les élémens de la phthisie muqueuse ne sont point inexpugnables ; ils ne sont pas surtout des contre-indications puissantes les uns des autres ; les moyens médicamenteux peuvent agir de concert, et nous avons du moins un secours assuré dans nos eaux minérales. Les bronches sont les organes dans lesquels la *phthisie muqueuse* conserve long-temps une existence indépendante et séparée. A l'irritation ou à l'asthénie, succèdent des oscillations fluxionnaires, puis des engorgemens ; bientôt l'ulcération s'établit, et la réaction devient générale. L'expérience prouve que dans ces sortes de pulmonies, nul moyen n'est convenable à la sensibilité des poumons, comme l'eau de la Raillère.

IV.e Observation. — Quarante-deux demi-bains et deux cents verres d'eau, mitigée les premiers jours avec un tiers de lait de vache écrémé, guérirent un jeune homme d'une phthisie muqueuse, causée par la suppression d'une sueur abondante et habituelle des aisselles. Durant 20 jours, petit-lait et sucs d'herbes. Après le 28e jour, sueurs partielles qui diminuent les symptômes ; les crachats s'améliorent, et la guérison devint complète par l'éruption de beaucoup de furoncles aux cuisses, aux épaules et au bras gauche.

---

(1) D'une manière sympathique, en modifiant l'action vitale d'un système absorbant.

Plusieurs de nos fontaines, la Raillère surtout, sont encore d'une utilité bien remarquable, lorsque des *dartres*, la *gale*, etc., compliquent les causes ordinaires de ces différentes pulmonies. Alors, nul remède ne ranime plus vite le ton propre des organes, ni n'évacue par les voies d'excrétion ces germes pernicieux dont la vertu délétère hâte la marche de ces maladies.

V.e Observation. — M. C., des environs de Montauban, âgé de 25 ans, né de parens sains, d'un tempérament sanguino-nerveux, eut la gale en septembre 1814. Peu de jours après que la gale eut disparu, à l'aide de certains topiques, une toux forte et sèche se déclare; tour à tour, et plusieurs fois dans le jour, M. C. éprouve des sueurs et des vomissemens qui le fatiguent. Des bouillons rafraîchissans sont administrés, et la gale reparaît plus abondante que la première fois; alors cessent les vomissemens et les sueurs. La toux continue, mais elle n'est plus sèche; une expectoration épaisse, jaune, verte, commence. Des bains sulfureux, factices, sont conseillés; la gale disparaît de nouveau en octobre, et la toux s'amende un peu. En décembre, et tout à coup, une douleur des plus vives se fixe au côté droit de la poitrine, suivie d'un crachement de sang considérable. Cinq sangsues appliquées sur le point douloureux apaisent ce grand désordre nerveux et vasculaire. On mit le malade à l'usage du lait d'ânesse, et le reste de l'hiver se passa sans secousse.

Au printemps, survinrent des suffocations inquiétantes qu'on combattit avec succès par plusieurs saignées et l'usage du cresson. Le malade est envoyé à Cauterets au mois d'août. Dans douze jours, les eaux de la Raillère rétablissent les forces; bientôt des boutons et des furoncles paraissent à la peau;

la toux diminue, les crachats deviennent blanchâtres et rares, et après quarante jours, M. C. se retire dans une parfaite convalescence. L'hiver fut tranquille.

Au printemps 1816, nouvelle suffocation que guérissent encore et les saignées et le cresson. Le malade revient à Cauterets en juillet. Les eaux agirent lentement; la toux, les crachats vont leur train; des boutons avec prurit paraissent à la peau, et disparaissent avec la même facilité. L'estomac acquiert des forces. Vers la fin du même mois, survient une forte diarrhée qui ne diminue en rien les autres phénomènes, et qui par sa continuité est jugée colliquative. Elle cessa cependant par intervalles vers la fin d'octobre durant l'usage d'un régime fortifiant, de quelques mucilagineux et du lait d'ânesse; l'hiver fut supportable.

Au printemps 1817, la diarrhée reparut; les selles étaient fréquentes, fétides, copieuses; la faiblesse et l'irritabilité devinrent extrêmes. Au mois d'août, M. C. éprouve une hémoptysie qui aggrave tous les accidens; en septembre, il devint sourd, et sans autre signe précurseur, au moment où l'on désespérait de sa vie, ses oreilles suppurent si abondamment que la diarrhée se supprime; la poitrine s'améliore, et le malade fut très-bien tout l'hiver.

Arrive le printemps de 1818, le plus terrible de tous : les oreilles cessent de couler, sans que la diarrhée reparaisse; mais les sueurs et les démangeaisons recommencent; le malade perd l'appétit et le sommeil; la toux est continuelle, l'expectoration difficile, les poumons se gorgent, oppression : les cerises et les fraises parurent convenir.... Tel était le triste état de M. C. à son arrivée à Cauterets, vers la fin du mois de juillet de cette année. Son Médecin ordinaire lui prescrit, comme par le passé, des demi-bains chauds à la Raillère et trois verres d'eau de cette fontaine, coupée avec du lait; des frictions sèches au dos et aux cuisses. Dans huit jours, les eaux avivent l'estomac et provoquent un appétit dévorant; mais les phénomènes de la poitrine ont empiré, et plusieurs crachats sont striés de sang. Le vingtième jour, la peau devient halitueuse et couverte de boutons remplis d'une sérosité âcre, avec prurit insupportable; un furoncle se forme au bras droit, un autre à la fesse du même côté. L'oppression cesse, la toux et les crachats persistent avec la même intensité; la poitrine même devient douloureuse... Le Médecin qui n'avait en vue que d'exciter une éruption nouvelle, et qui croyait ainsi guérir les accidens, insiste sur l'usage des bains, augmente la dose de l'eau en boisson; et dans l'idée de débarrasser l'économie d'un vice aussi tenace, il conseille du soufre à l'intérieur... Les phénomènes de la poitrine n'étaient pour lui la source d'aucune indication; l'extrême sensibilité du malade, des irritations vagues qui se manifestent partout, des douleurs qui les suivent, et la fièvre que déterminent des moyens aussi incendiaires, tout est méconnu; l'unique but qu'on se propose, est de porter à la peau l'*humeur galeuse circulant dans les organes de l'intérieur*, cause première des désordres aussi graves...

Vers le quarantième jour, irritation extrême; les symptômes que la poitrine présente s'exaspèrent encore; la soif, la chaleur, tourmentent le malade; il se manifeste des douleurs intolérables aux lombes et à la hanche droite. La disparition subite de quelques boutons présumés galeux, qui restaient encore, les rend excessives. Tout est suspendu; mais méconnaissant toujours les complications qui avaient rendu dangereux des moyens aussi excitans, et voulant malgré tout rappeler l'éruption, on couvre les lombes d'un large vésicatoire que le malade ne supporta que deux heures, tant la fièvre, l'irritation et les douleurs devinrent extrêmes ; il apparut aussi des hémorroïdes : on devait dans peu de jours renforcer l'action de ce rubéfiant par des douches à Pause et quelques purgatifs. C'est alors que j'ai vu le malade.

Sans perdre de vue la cause première (qui, on en conviendra, devait avoir beaucoup dégénéré), nous songeâmes à diminuer l'oppression, à faciliter les crachats, à fixer des fluxions vagues, à diminuer ces irritations nerveuses et musculaires, causes permanentes des récidives... Des boissons émollientes avec l'oximel simple, bains de jambes, lavemens : oppressions, ardeurs moindres, crachats plus faciles, nuit plus calme ; singulière diminution des douleurs hémorroïdales et lombaires. Le jour d'après, lavemens, petit-lait nitré et édulcoré avec du sirop d'opium ; du riz au lait pour régime ; l'amendement se soutient. Le petit-lait fut continué... Vers le huitième jour, reprise des eaux minérales coupées au quart avec du lait nitré : l'expectoration, les hémorroïdes, la fièvre, les douleurs s'améliorent encore. Demi-bain chaud à la Raillère ; au troisième, les démangeaisons, les boutons d'un aspect galeux augmentent tous les jours : tous les accidens, d'abord si graves, cessent aussitôt ; mais des signes d'embarras des premières voies se manifestant, et l'éruption semblant diminuer, deux légers purgatifs (casse, manne et crème de tartre), produisent de grandes évacuations. L'éruption recommence et redouble ; survient la dessication, et nul accident de ceux qui avaient tant fait craindre pour la vie ne reparaît. M. C. part enfin après le quinzième demi-bain, dans une convalescence avancée.

Comment concevoir cette maladie qui, dans sa marche, a affecté tant d'organes? Faut-il ne voir dans les phénomènes de la poitrine, dont la durée n'a jamais été interrompue; dans les vomissemens auxquels le malade fut sujet dans le principe; dans la diarrhée qui porta un si grand coup à l'état des forces; dans la suppuration de l'oreille qu'on considéra comme un bienfait; faut-il ne voir, dis-je, dans tous ces accidens que *l'effet de simples métastases?* ou bien la peau qui a toujours été affectée, ne l'a-t-elle produit qu'en réfléchissant sa propre irritation sur les organes qui entretiennent avec elle de vives sympathies? Ce mécanisme de sécrétions exagérées et vicieuses, était-il pour la nature un égout conservateur, lorsque des circonstances atmosphériques, et l'état particulier du tissu cutané, s'opposaient à une ample éruption qu'on vit toujours se former pour un mieux? Ou bien encore, ces divers catharres muqueux, primitifs sur les différens siéges qu'ils affectaient, provoquaient-ils les éruptions cutanées, au lieu de recevoir leur influence? Enfin, les boutons étaient-ils galeux?

Quelque opinion qu'on adopte sur l'origine primitive des indications essentielles de cette opiniâtre maladie, il nous paraît important de remarquer que des améliorations sensibles ont été produites: 1.° à différentes époques; 2.° toujours par des éruptions de boutons à la peau, ou par des évacuations intéressant vivement l'action sécrétoire, ou par des suppurations spontanées; 3.° que le mieux-être était instantanément ressenti; 4.° enfin, que l'influence du printemps sur l'organe pulmonaire n'a cessé de se faire reconnaître; *toutes ces particularités s'accorderaient-elles avec l'admission de lésions graves, de phlogoses ulcéreuses* ou de *tubercules suppurans*? Il faudrait, pour l'assurer, avoir plus de méthaphysique que ne prétendent en avoir besoin les *organo-physiologico-pathologistes.* Nous demandera-t-on si une diathèse acrimonieuse, telle qu'il n'est pas rare d'en voir survenir après la gale, ne donnait point lieu à cette suite d'affections voyageuses? Nos principes ne nous défendent point de le croire, et nous ne sommes pas déconcertés par ceux qui le repousseraient. D'autres regretteront qu'on n'ait pu s'assurer du véritable état des organes par l'*autopsie*, moyen si heureusement inventé aujourd'hui pour découvrir la vraie nature des maladies, et reconnaître leur siége.... Ainsi soit-il. Qu'importe! Augmenter assidûment l'action sécrétoire, afin d'éliminer les produits vicieux de la diathèse, en même temps qu'on éviterait avec soin d'exaspérer l'irritation dont elle s'accompagne : tel dût être et tel sera toujours le plan de traitement d'une semblable maladie.

Malgré son efficacité dans ces sortes d'affections, l'eau de la Raillère ne convient pas à tous les estomacs ; il est des personnes qui ne peuvent la digérer, quelque modification qu'on lui fasse subir. C'est en des cas semblables, qu'on apprécie l'heureux avantage de posséder plusieurs sources. En voici un exemple frappant.

VIe OBSERVATION. — Mme B., d'un tempérament bilioso-sanguin, éprouvait depuis cinq ans, après avoir nourri, des douleurs vagues à la poitrine, qu'aucun moyen pharmaceutique, ni l'usage des eaux du Castera et de Bonnes n'avaient pu guérir... Toux continuelle avec crachats purulens; fièvre lente ; diminution des menstrues ; digestions laborieuses, dégoût, maigreur toujours croissante ; tels étaient les phénomènes qui lui firent conseiller nos eaux de Cauterets... Mme B. ne put digérer l'eau de la Raillère ; *elle ressentait, après l'avoir bue, un poids à l'épigastre, une oppression fatigante; et ce n'était que plusieurs heures après, que ce poids disparaissait* par l'effet d'une selle diarroïque.... Deux verres d'eau de Mauhourat, bue à la source, coupée avec du petit-lait, que je prescrivis en forme d'essai, furent digérés de suite. Transportée à la Raillère et prise pure, cette eau fut également digérée. Au dixième jour, mieux sensible; appétit et forces augmentées. La malade joignit à ce moyen des demi-bains à la Raillère à 30 degrés; dans le jour, quelques demi-verrées de décuit de véronique avec du sirop de lierre-terrestre. Le seizième jour, les menstrues parurent; elles durèrent quarante-huit heures; les accidens s'amendèrent considérablement: mêmes médicamens. Le vingt-deuxième jour, colique vive, suivie de blénorrhée abondante. Trois jours après, les douleurs ont disparu; crachats naturels et rares, presque plus de toux, bon état des forces, etc. L'eau de la Raillère, essayée de nouveau, ne passe point; l'épigastre se gonfle; il survient de même une selle diarroïque. La malade partit le trente-deuxième jour; la blénorrhée était beaucoup moindre.

Quelles étaient, dans ce cas, les lésions du poumon, de l'estomac, et des autres organes qui manifestement prenaient part à cette maladie? J'attribuai d'abord (et tout autre l'eût fait aussi, je le pense) la douleur de poitrine, la fièvre, les crachats, à une phlogose de la muqueuse des bronches, des ulcères de ce tissu; à des tubercules enflammés même, etc. Je vis des fluxions dirigées sur ce viscère, circonstance qui nuisait à la menstruation, fatiguait l'estomac, et favorisait l'amaigrissement; et cependant, y avait-il autre chose qu'irritation avec faiblesse, fluxions dirigées sur les poumons, au détriment des organes les plus importans ? L'estomac et l'utérus ne partageaient-ils pas cette débilité, et le traitement que nous avons prescrit, n'a-t-il pas uniquement agi comme tonique ? Ne sommes-nous pas autorisés à considérer comme crise salutaire et non comme résultat d'une phlogose redoutable, cette blénorrhée qui délivre la poitrine, et n'exerce sur l'économie aucune fâcheuse influence, bien qu'elle fût. proportionnelle à l'énorme expectoration qu'elle tarissait ?

Nous ferons remarquer, en finissant, que dans les maladies pulmonaires, nos eaux n'ont aucun des inconvéniens attribués aux sirops dits *pectoraux* ; au lait, dont la vertu est quelquefois trop nutritive ; aux astringens qui, en supprimant les évacuations, augmentent la faiblesse. Elles sont le meilleur balsamique connu, et elles conviennent non seulement à l'état de débilité et d'engouement des poumons, mais encore (et ceci est d'un avantage immense) contre l'atonie des premières voies, complication alors si funeste et si difficile à traiter.

On m'a rapporté qu'à la Côte-Ferme, les Indiens guérissent les pulmonies avancées, à l'aide de *l'alcarnoc* végétal, tellement actif, qu'il cause constamment une fièvre terrible et de prodigieuses évacuations. En perturbant de la sorte, l'alcarnoc ébranle les poumons, avive les forces et toutes les sécrétions, et finit par résoudre les tophus tuberculeux. Toutefois, les Médecins qui ont vu ces prodiges, n'ont osé s'en servir à des doses pareilles ; ils ont aussi échoué, et leur non-succès a été prédit par les Indiens eux-mêmes. Dans quelque circonstance, on a, il est vrai, peine à concevoir la promptitude avec laquelle nos eaux provoquent des hémorroïdes, rompent des vomiques (1), et amènent ainsi d'heu-

(1) J'ai vu le malheureux Jacques, portier du collége d'Auch, jugé atteint *d'un simple catarrhe*, chez lequel 4

reux

reux ou de fâcheux résultats. Ne sommes-nous pas trop timides, dans leur emploi, dans le plus grand nombre de ces maux désespérés? Qui sait tout l'avantage que nous pourrions retirer de nos eaux actives de *César* et du *Bois?* Les effets de l'alcarnoc nous autoriseraient à les prescrire dans ces cas bien connus où toute méthode analytique est impraticable, et où l'on n'a de succès à attendre que du trouble que les médicamens produisent, et de l'impression favorable et comme spécifique qu'ils déterminent sur la sensibilité des poitrinaires. Nous pouvons, à l'appui de ces principes, rapporter une observation curieuse de *Petiot*, professeur de Montpellier. Ce Médecin raconte, qu'ayant mal écrit l'ordonnance *trois gros salep*, le pharmacien lut *jalap*. Ce dernier fut administré à la religieuse phthisique, à qui le salep était destiné; mais, chose bien singulière! le drastique produisit une énorme évacuation et guérit la malade. *Petiot* croyait, d'après cela, qu'il y a des phthisies sympathiques d'un état gastrique. Cette explication ne nous paraît pas admissible, et nous ne voyons en cela que l'effet d'une forte mais heureuse perturbation.

verres d'eau de la *Raillère*, pris en deux jours, déterminèrent la rupture d'une énorme vomique, une expectoration d'une matière grisâtre et infecte, qui dura 50 heures, épuisa ses forces et sa vie.

CHAPITRE XXVI.

Affections catarrhales.

On voit à nos eaux, chaque année, plusieurs personnes habituellement enrhumées et crachant beaucoup; d'autres, sujettes à des leucorrhées, à des diarrhées muqueuses, à des vomissemens glaireux, sans qu'on puisse toujours en assigner les causes. Leur tempérament est débile, leur pouls dur et lent, les digestions laborieuses, la peau sèche et rude; le froid leur cause une impression pénible; pour peu qu'elles le supportent, leur état s'exaspère: les enfans et les vieillards y sont particulièrement exposés. Une disposition spéciale détermine seule quelquefois leur formation; mais il arrive fréquemment qu'un refroidissement subit, une transpiration supprimée, y donnent lieu.

Le succès constant de nos eaux contre ces sortes d'affections, prouve jusqu'à quel point elles diffèrent des inflammations franches dont les membranes muqueuses sont aussi susceptibles. Quoi qu'en puissent dire les organico-pathologistes du jour, on ne saurait, sans nuire, envisager la réaction passagère qu'elles manifestent comme une vraie phlogose, et leur appliquer le même traitement. L'*asthénie* est si bien leur essence, que c'est elle qui ralentit leur force d'excrétion et entretient l'état d'engouement où elles sont alors; car si, jetées dans l'estomac ou administrées en bains partiels, nos eaux ne soulageaient jamais qu'en provoquant de fortes transpirations/ou des flux d'urines, on concevrait leur mode d'agir comme révulsif ; mais dans les cas où ces impressions gastriques et cutanées se réfléchissent exclusivement sur les poumons ; que l'expectoration est prodigieusement avivée sans douleur aucune, ni autre signe fâcheux, et qu'au contraire elles font cesser des angoisses indicibles, l'oppression, et procurent un sentiment de force et de bien-être, pouvons-nous y voir autre chose qu'une médication existante et directe? Si, par suite, la peau s'assouplit et excrète plus régulièrement ; si les reins gagnent en énergie ; si toutes les fonctions s'exécutent avec plus d'ensemble et de force, n'est-ce pas encore un résultat de la même excitation? bien plus, l'idiosyncrasie des sujets, la nature des causes d'où découlent leurs affections et le danger constant des médications douces et émollientes, ne militent-ils pas en faveur de l'asthénie?

I.re Observation. — Un Vieillard septuagénaire, sujet à des rhumes, peau habituellement sèche, respiration comme râleuse, buvant sans cesse, expectorait chaque matin, à son lever, et quasi sans toux, des mucosités en abondance ; le froid des pieds causait l'aphonie ; toujours le repas du soir produisait l'insomnie et l'oppression ; aucun remède n'avait pu le soulager. Cent verres d'eau de la Raillère et 30 demi-bains le guérirent en rétablissant les fonctions de la peau.

II.e Observation. — Un homme dont l'habitude du corps était cachectique, éprouvait à son réveil des vomissemens glaireux qui le soulageaient d'un poids incommode à l'épigastre. Un cautère au bras avait été conseillé ; l'ipéca. et les purgatifs opéraient beaucoup, mais ne prévenaient pas de nouvelles congestions : 70 verres d'eau et 25 demi-bains le guérirent de cette incommodité et lui donnèrent grand appétit, en provoquant des sueurs gluantes et fétides.

III.e Observation. — M. L., de Bordeaux, haute stature, tempérament bilioso-lymphatique. En janvier 1816, rhume de poitrine. Les remèdes conseillés en cas semblables, continués plusieurs mois, ne produisent aucun effet; la toux persiste, mais sèche. L'abus des boissons béchiques fatigue l'estomac; surviennent des flatulences, des appétits fantastiques; alors maigreur, faiblesse considérable; teint et crachats jaunes-citron. Des purgatifs sont conseillés; expectoration plus abondante; par temps, diarrhée sans tranchées; les forces s'épuisent. Le malade arrive à Cauterets en août 1817. Ici, régime fortifiant, quatre verres d'eau à la Raillère, demi-bains chauds à cette fontaine, etc. Durant quinze jours, bien sensible. Néanmoins, on croit mieux faire en recourant à *Pause*, dont l'énergie semblait mieux s'adapter aux élémens compliqués de la maladie, après surtout l'action préparatoire de la Raillère. L'eau de *Pause* ne put être digérée, et ses bains amenèrent l'oppression, une douleur surorbitaire et la fièvre: tout fut suspendu. M. L. partit plus incommodé qu'à son arrivée.

En octobre, calme apparent; l'hiver ramena tous les symptômes; ils s'aggravèrent encore au printemps. L'impuissance des secours administrés décide un retour à Cauterets. Le malade nous présenta l'état suivant: Teint jaune-blême, maigreur excessive, peau sèche, pouls petit, irrégulier, toux grasse, à chaque instant suivie de crachats purulens et jaunes, rejetés avec facilité, sans douleur (le malade n'en avait jamais ressenti). Bouche mauvaise, langue constamment crasse et jaune, appétit irrégulier, flatulences, épigastre gonflé, digestions laborieuses, tour à tour constipation et diarrhée, urines rares et limpides.... Nous raisonnâmes ainsi : la fièvre n'a jamais eu de durée; l'oppression n'a existé que peu de temps et sous l'impression trop irritante de Pause; jamais le malade n'a ressenti de douleur; le décubitus est possible sur tous les points et sans gêne. En serait-il ainsi, et pourrions-nous espérer aucun succès, si l'énorme expectoration qui depuis un an épuisait le malade, avait pour cause un foyer ulcéreux? Plutôt que de renoncer à tout secours, ne peut-on pas attribuer à une irritation nerveuse, fixée aux poumons, les mouvemens fluxionnaires surabondans; et à l'abus des purgatifs, un écrasement de forces qui facilite ces fluxions, et agir en conséquence de ces inductions? Si nos soins sont couronnés de succès, aurons-nous raisonné juste?.. Nous prescrivîmes un régime analeptique. Tous les matins, à jeun, deux pilules composées de soufre, d'oignon de seille, de nitre, d'extraits de gentiane, genièvre, poudre de valériane. Une heure après, trois petits verres d'eau de la Raillère édulcorée avec un peu d'eau de fleur d'oranger; dans le jour, quelques pastilles de soufre, promenade au soleil à pied ou à cheval; au moment du coucher, deux des pilules ci-dessus; plus, trois onces d'infusion de véronique avec une cuillerée de sirop de lierre-terrestre et pavots blancs. Dans quinze jours, ce traitement rétablit sensiblement les forces; les crachats diminuèrent et devinrent blancs. La faim tourmentait le malade; les urines, surtout le matin, étaient copieuses et chargées. Bientôt demi-bains chauds de demi-heure à la Raillère; de jour en jour, les forces s'améliorent. Le vingt-sept, le malade n'expectorait que de la salive; urines de plus en plus chargées ; peau moite, démangeaisons ; digestions aisées sans flatulences ni gonflement à l'épigastre. Le trente-huitième jour, tout l'appareil morbifique s'étant progressivement amoindri, M. L. partit en parfaite voie de guérison.

CHAPITRE XXVII.

Du Rhumatisme.

Nos sources actives sont d'une utilité prouvée contre les rhumatismes. Il est plus rare de voir conseiller aux malades celles de la Raillère et Bruzaud, dans la persuasion où l'on est qu'il faut toujours violemment agir contre ces affections tenaces, très-souvent inconnues. C'est pour avoir mal analysé leurs principes élémentaires, qu'on a jugé nécessaire constamment l'usage des douches, des vésicatoires, et de beaucoup d'autres médicamens vantés dans les volumineux ouvrages écrits sur ce sujet, et que semblaient autoriser les opinions célèbres, émises sur sa nature. Maintenant qu'on ne considère plus le *rhumatisme* comme n'étant qu'une phlegmasie, une affection catarrhale, un état sympathique dépendant d'une fièvre abdominale, etc.; que préférant l'ignorance à ces théories, on ne voit dans cette maladie des muscles qu'une lésion spécifique inconnue, qu'accompagnent presque toujours la douleur, l'irritation ou la faiblesse des parties affectées, on peut mieux apprécier les indications, juger de l'influence respective de ces élémens entre eux, et des médicamens qu'ils exigent.

La Raillère convient aux personnes irritables, chez lesquelles le rhumatisme essentiellement débile cause des douleurs passagères dans toutes les parties du corps. En bains, elle augmente la transpiration insensible, apaise le désordre nerveux, et facilite le jeu des muscles. En boisson, elle seconde ces effets, mais elle agit plus particulièrement sur les reins, et semble par cette voie en opérer la crise.

I.re Observation. — M. B....., négociant de Bordeaux, d'un tempérament nerveux, mais robuste, éprouva, au mois de novembre 1816, un rhumatisme arthritique très-aigu au cou, à l'articulation du bras droit avec l'épaule, au dos et aux lombes; tout mouvement devint impossible, et le malade eut beaucoup à souffrir de cet état, que les méthodes curatives les mieux entendues ne purent guérir entièrement. M. B...... fut envoyé aux Pyrénées, d'abord à Cauterets comme préparatoires, puis à Barèges pour y compléter sa guérison.

Voici quel était son état: tête penchée à droite; nul effort ne pouvait changer sa position, et le moindre essai lui faisait pousser des cris affreux. Une fois couché, toute flexion du tronc, tout mouvement latéral était impossible sans secours; il ne pouvait s'habiller seul, ni s'aider du bras pour les choses les plus légères, sans le soutenir avec la main gauche. Il éprouvait en outre des flatuosités, très-souvent des agitations nerveuses, quelquefois aussi des boutons sur certaines parties du corps: nous les jugeâmes de nature herpétique.

L'ancienneté de la maladie et son intensité auraient nécessité peut-être l'emploi subit des bains et des douches d'une source énergique. Je crus que la roideur des muscles, l'état de la sensibilité du malade les contr'indiquaient, et je prescrivis l'usage de la source la Raillère. Trente-six verres d'eau et douze bains produisirent un mieux sensible; les secousses nerveuses qu'il ressentait cessèrent; cet aspect, comme échauffé, disparut aussi; les mouvemens devinrent souples; il lui fut assez facile de se servir, de se lever et de se coucher seul. Ses urines furent chargées et étonnamment copieuses; il ressentit encore quelque prurit aux extrémités. La Raillère prouva, comme à l'ordinaire, dans ce cas, ses grandes vertus expansives et dépuratives.

L'éréthisme était tombé, et je crus le moment favorable pour lui conseiller l'usage de Pause, beaucoup plus active que la Raillère. — Le malade y prit quarante verres d'eau, douze bains, dix douches, et son état s'améliora de plus en plus. Il passa ensuite à la source du Pré, de vertu encore plus forte, et il y prit un égal nombre de bains et de douches; il buvait alors l'eau de Mauhourat.

Ces secousses perturbatrices finirent néanmoins, au bout d'une cinquantaine de jours, par rendre aux articulations et aux muscles toute leur agilité, et par rappeler les forces à leur ton primitif.

Enfin à une douleur près, qu'il ressentait par intervalles et dans certaines attitudes aux muscles carrés des lombes, dans la direction du psoas, et que des gaz causaient sans doute, puisque leur expulsion la soulageait, M. B. se retira guéri. Il avait oublié son voyage à Barèges.

II.e Observation. — M. T...., de Normandie, d'un tempérament bilieux et irritable, éprouvait depuis huit mois des douleurs vagues, mais vives à l'avant-bras, aux articulations des doigts, des genoux, aux jambes et surtout à la partie supérieure de la tête; ces douleurs étaient si profondes, qu'il en supposait le siége dans les os. Des palpitations au cœur, tantôt violentes, d'autres fois si légères qu'elles cédaient à l'éther; et un catarrhe à la vessie, caractérisé par des urines copieuses, troubles sans aucun dépôt, remplies de flocons blancs et recouvertes d'une pellicule comme graisseuse, compliquaient ces douleurs vagues que je jugeai *rhumatiques*, mais sur l'essence desquelles le malade conservait des doutes, ayant eu, il y avait sept ans, une affection contagieuse mal traitée, suivie d'accidens nombreux et graves que les eaux de Barèges guérirent ensuite.

Sans doute, cette complication était possible; mais ses incommodités, antérieures à l'époque où il avait contracté le mal vénérien, étaient de même nature et de même caractère que celles dont il se plaignait aujourd'hui. Elles portaient celui du rhumatisme articulaire ou goutteux, vague, et plus vague de beaucoup que n'est ordinairement le mal, plus dispoé à se fixer d'une manière stable.

L'affection de la vessie qui s'était jointe aux autres maux qui le tourmentaient, était bien sujette aussi aux mêmes alternatives et aux mêmes déplacemens; mais les parties génitales qui auraient donné une présomption plus probable, sans être démonstrative, n'étaient point atteintes.

Les palpitations violentes du cœur étant rares, et les palpitations modérées cédant à l'éther, tout faisait penser qu'elles étaient nerveuses et dépendantes du rhumatisme. Elles étaient d'ailleurs peu durables, beaucoup moins que celles qui sont produites par une cause vénérienne.

Le signe le plus indicateur eut été le sentiment profond qui lui faisait regarder les os comme le siége de ses douleurs. Mais leur ambulance continuelle compensait ce genre de probabilité; en outre, le sommeil était bon, et les douleurs n'étaient point caractérisées par des exacerbations nocturnes, ce qui fortifiait encore mon diagnostique... En dernière analyse, nous le jugeâmes exclusivement atteint de rhumatisme, de catarrhe vésical que la vive susceptibilité du malade rendait beaucoup plus fâcheux. Nous crûmes distinguer aussi l'existence d'un embarras des premières voies qui ne pouvait que mal influencer les douleurs des articulations. M. T. ne voulut convenir de cette dernière complication que long-temps après, quoique son teint fût très-jaune, son appétit presque nul, et sa bouche mauvaise.

Comme dans le cas précédent, et en raison de cet état nerveux, nous voulûmes le préparer à l'action des douches par des demi-bains à la Raillère (à cause des douleurs de tête), et par quelques verres d'eau de cette source et de Mauhourat. Dix demi-bains et une cinquantaine de verres d'eau diminuèrent les douleurs de tête ; il ne ressentit plus de palpitations ; les urines devinrent limpides, précipitant par le repos une grande quantité de dépôt briqueté (changement bien remarquable, et qui prouvait que cette excrétion était devenue naturelle et critique).

Le malade fut envoyé à Pause pour y boire chaque jour quatre verres d'eau ; y prendre des demi-bains à 32 degrés, et des douches sur toutes les articulations de huit à dix minutes chacune. Tout fut bien durant six jours. Le septième, le malade prit une douche de demi-heure (le baigneur l'y oublia). L'agitation fut extrême ; les douleurs devinrent fixes et cruelles à la tête ; la fièvre s'y joignit, et tous les signes d'un embarras gastrique assurèrent une plus grande intensité. Les urines devinrent plus bourbeuses et plus floconeuses que jamais.

Tout usage d'eau minérale fut suspendu. Le malade prit plusieurs lavemens et bains de jambes ; beaucoup de tisanne de chiendent et chicorée, et cinq purgatifs composés, qui produisirent d'abondantes évacuations, et diminuèrent considérablement tous les symptômes d'irritation et de saburre.

M. T. fut bientôt rétabli. Quoique faible encore, il fut boire et se baigner à la Raillère; il reprit aussi l'usage de l'eau de Mauhourat. Enfin il termina son traitement par six bains et autant de douches à la fontaine du Bois, dont la vertu est si connue contre ces élémens de maladie.

Il partit sans douleurs, sans palpitations; les urines étaient redevenues limpides et fortement briquetées.... Si cette observation prouve l'efficacité de nos eaux contre de pareils états, elle fait voir aussi combien l'action doit en être ménagée, et jusqu'à quel point il importe de détruire les indications secondaires avant d'employer aucun moyen direct d'une trop grande énergie, quelque nécessaire qu'il puisse paraître.

III.e Observation. — A l'âge de 3 à 4 ans, M. N., notaire à Lectoure, tomba dans un fossé plein de neige, et y resta suffisamment pour que ses jambes et ses bras en devinssent roides et perclus. Après deux années d'un traitement varié et inutile, on songea à le mettre dans un sac composé de plantes aromatiques et très-chaudes qui rendirent le mouvement à ses jambes; les bras au contraire en devinrent fléchis, et de telle sorte qu'il n'a jamais pu les allonger, sans que pour cela leur force naturelle en ait été diminuée en aucune manière.

Long-temps une diathèse bilieuse lui suscita nombre de maladies, qu'il prévint ensuite en faisant un long usage de la rhubarbe à forte dose.

Des migraines violentes et des anxiétés générales remplacèrent ces dernières, et le tourmentèrent cruellement plusieurs années.

Enfin, au mois d'octobre 1811, au moment où il se flattait d'être débarrassé de tous ses maux, il tombe avec son cheval dans une flaque d'eau, et y reste enfoncé jusqu'aux reins durant une heure et demie, sans jamais pouvoir se dégager. Il fallut l'en sortir.

Depuis ce nouvel accident, douleurs aiguës, notamment à la tête; idées troublées, goût exclusif pour le lit. M. N. y passait plus des deux tiers de la journée.... Les moyens curatifs employés plusieurs années de suite n'avaient produit aucun bien. Tou-à-coup, au mois de juin 1816, il se fit dans son corps une explosion terrible; ses bras et ses jambes se gorgent considérablement; un feu dévorant se fait sentir partout; l'embarras qui surchargeait la tête disparaît, mais le malade devint sourd de l'oreille droite.... Deux Médecins consultés, accusent la goutte de tous ces désordres; ils ordonnent différens remèdes, entr'autres l'infusé de petite centaurée, l'opium et la crème de tartre, qui augmentèrent les douleurs et l'enflure.

Un troisième jugea l'affection un *rhumatisme nerveux*, et conseilla des lotions émollientes, des bains; et pour boisson exclusive, de l'eau tiède, sucrée, à la dose de 2 à 3 pots par jour. Ce traitement réussit en partie; il fit cesser l'engorgement des jambes et des bras.... Quelques jours avant son départ pour Cauterets, il devint encore sourd de l'oreille gauche; il retira quelque avantage des injections dans cet organe de l'eau de la Reine d'Hongrie.

M. N., âgé de 60 ans, est de haute stature; son tempérament est bilieux et robuste. Lorsqu'il vint nous consulter, il nous présenta les phénomènes suivans: surdité presque complète; yeux rouges, chassieux et souffrans; une très-faible nécessité de lunettes pour lire et écrire, bras fléchis, et vives douleurs aux articulations du coude et de l'épaule; doigts également fléchis et douloureux. Tout mouvement lui était impossible ; il fallait l'habiller, le faire manger, etc. Il éprouvait de violens battemens comme anévrismatiques aux jarrets, à l'épigastre et aux jugulaires ; d'ailleurs les fonctions nutritives se faisaient très-bien.... On l'avait envoyé à Cauterets comme incurable ; on lui avait prescrit de boire et de se baigner à la Raillère, et de prendre des douches à César. Je goûtai le conseil concernant la source de la Raillère.

Le premier bain lui rendit l'ouïe du côté gauche ; au quatrième, ses nerfs craquent, son oreille droite produit un éclat bruyant ; il s'aperçoit bientôt après que sa surdité a entièrement cessé.

Le huitième jour, ses doigts remuent en divers sens ; ses douleurs sont moins aiguës ; ses bras ne sont plus aussi gênés ; sa vue est alors si fortifiée, qu'il peut lire et écrire quelques instans sans lunettes, quoiqu'il s'en servît depuis vingt ans. L'agitation des artères avait aussi cessé.

Ce calme, si promptement obtenu, m'enhardit au point de lui conseiller la boisson, les bains, et des douches de cinq minutes, à Pause. Au premier bain, les pulsations reviennent, tête lourde, la douche roidit de nouveau ses doigts, et mit le malade dans une agitation violente. Des sueurs surviennent et apaisent en partie ce désordre. Quel danger n'eût-il pas couru, s'il avait pris à César une *seule douche* d'un quart-d'heure, ainsi que le voulait son conseil ? Vraisemblablement il serait mort apoplectique.

Un bain à la Raillère pris le lendemain, et quelques boissons antispasmodiques légères, le rendirent tout à fait calme.

Le malade continua durant dix jours encore de prendre à l'alternative les eaux, les bains et les douches de Pause, et ceux de la Raillère, sa nymphe favorite. Les douches l'agitèrent toujours beaucoup, moins cependant que la première fois. La Raillère calmait subitement ces réactions, et lui causait de ces sensations de bien-être qu'il lui était impossible d'exprimer.

Vingt-six bains, sept douches et quatre-vingts verres d'eau environ, ont suffi pour lui rendre l'ouïe tout entière, guérir ses yeux, apaiser ses différentes douleurs, et donner à ses bras et aux doigts assez de souplesse et de force pour porter les alimens à sa bouche, ôter son chapeau, et serrer fortement une pièce d'argent. Il ne parut chez M. N. aucun signe critique, à moins qu'on ne veuille considérer pour tels les sueurs provoquées par les douches. Je suis porté à croire que les eaux n'ont agi, dans ce cas, que comme antispasmodiques et perturbatrices.

CHAPITRE XXVIII.

De la Goutte.

LA proposition générale par laquelle *Bordeu* avança que les eaux de Barèges et de Cauterets rendent les douleurs articulaires plus vives, ne fit point cesser l'incertitude où l'on était sur un point aussi important. Qu'en conclure, en effet? Ce n'est pas lorsque les membres et l'économie entière sont imprégnés de la podagre, et que la phlogose est sa compagne, que nos eaux sont utiles. Existe-t-il même de remède curatif à cette époque? Leurs propriétés excitantes sont profitables à des individus nés de parens podagres, et par conséquent très-disposés à ces sortes d'affections. Par elles, nos eaux s'opposent à la formation de la diathèse calculeuse; car, la goutte n'est pas une phlogose simple; elle ne consiste pas non plus dans l'altération exclusive de la force de situation fixe; on est forcé d'y reconnaître une tendance des humeurs et des solides à se convertir en matières terreuses..... Supposons encore que ces congestions calcaires soient favorisées par l'asthénie gastrique, nos eaux conviendront éminemment et évacueront par toutes les voies d'excrétion le résultat de ces digestions vicieuses. *Bordeu* qui avait déjà aperçu leurs bons effets, parle d'un homme de 40 ans, d'une constitution bilieuse, atteint d'une douleur des reins qui se délivrait tous les ans par les voies ordinaires de plusieurs calculs,

calculs, à la faveur des eaux de Bagnères, de la fontaine *Lasserre*. Ayant bu pendant deux saisons les eaux de Cauterets, de la fontaine *la Raillère*, il fut exempt pendant trois ans de ses douleurs, et il ne rendit point de calcul.

I.re Observation. — J'ai vu un homme toussant toujours sans jamais expectorer, boire les eaux de *Pause* et cracher, tous les matins, de petits tubercules calcaires.

II.e Observation. — M. D. fut sujet, à toutes les époques de sa vie, à des maladies fluxionnaires que l'influence des âges fixa tour-à-tour dans les organes les plus importans de notre économie. Les épistaxis alarmans de son enfance; les hémorroïdes qui les remplacèrent à une époque plus avancée; les boutons dont sa poitrine se couvrait, et qui chaque mois venaient à suppuration, attestent d'une manière incontestable les vues bienfaisantes d'une nature prévoyante, occupée à rejeter hors du corps les produits d'une diathèse bien établie.

On vit, vers la trentième année, toutes ces fluxions finir, et se former des congestions goutteuses aux extrémités. Peut-être la goutte ne se fût-elle jamais réalisée, si l'on n'avait cherché à fixer les mouvemens fluxionnaires qui donnaient lieu aux phénomènes ci-dessus, à l'aide d'un cautère qui gonfla la jambe et le pied, et les couvrit de boutons et d'ulcères.

Vers la soixante-quatrième année, et par suite d'une erreur dans le régime et d'une profonde affection de l'âme, la goutte disparaît du lieu où elle avait été si long-temps fixée, et M. D. éprouve des accès de fièvre périodique, des maux d'estomac, des feux à la poitrine et des douleurs aux reins et aux épaules.

Le foie est l'organe qui souffrit le plus de cette

métastase. Ses fonctions en avaient été dérangées ; la bile y avait été sécrétée en quantité plus forte ; elle avait engoué tous les viscères de la digestion, coloré la peau, et en pinçant la sensibilité de ces parties, déterminé tous les phénomènes dont nous avons parlé, et les évacuations abondantes qui avaient été si souvent des crises de cet état.

La fièvre avait disparu ; les coliques seules persistaient, et depuis trois mois elles revenaient régulièrement tous les mercredi et samedi de chaque semaine.

Le malade ne s'était bien trouvé d'aucun traitement ; le quinquina qu'on lui avait donné à fortes doses, par rapport à la périodicité des attaques sans doute, avait exaspéré les douleurs ; en le conseillant ainsi par *analogie*, on avait oublié ou méconnu que l'irritation d'une diathèse établie, et les évacuations critiques, en contrariaient l'usage.

Maigreur alarmante à son arrivée à Cauterets ; teint jaune, peau couverte d'éruptions, angoisses presque continues, sueurs nocturnes à la poitrine qui affaiblissent, mais qui rompent les irritations intestines, et facilitent le sommeil qui ne venait point sans elles. Urines rares et peu chargées ; de temps en temps des selles diarrhoïques qui soulageaient.

Je crus qu'il fallait, en relevant les forces du malade, s'attacher à diminuer l'irritation des viscères abdominaux, à dévier les fluxions qui l'entretenaient, en titillant la peau et les extrémités inférieures, en provoquant d'autres sécrétions secrètes par où s'évacuassent les matériaux de la goutte depuis long-temps intervertis ; car il me paraissait impossible de l'atteindre directement et de rappeler les anciennes attaques. Enfin, à l'intérieur un régime doux, digestion facile, propre à tempérer ces irritations, etc.

Chaque matin, avant d'aller aux eaux :

1.° Un verre de petit-lait avec deux onces de décuit de fumeterre, et dix grains d'acétate de potasse ;

2.° Deux verres d'eau de la fontaine la Raillère, et un demi-bain (à vingt-huit degrés) de trois quarts d'heure ;

3.° Exercice à cheval, à pied ; viandes grillées et rôties, fruit rouge et autre bien mûr.

Ce traitement, continué un mois, a dépouillé son teint, quadruplé ses forces, excité un appétit soutenu, un sommeil tranquille ; les selles sont devenues régulières, les urines abondantes et très-sédimenteuses, surtout dans le bain et la nuit. Plus de sueurs nocturnes, plus d'angoisses ni de douleurs abdominales. Les évacuations obtenues devaient être considérées comme critiques, et remplaçant les attaques de goutte régulières.

En déterminant de semblables excrétions, nos eaux, quoique utiles pour le moment, n'ont-elles pas introduit une disposition qui, en se continuant, est devenue préjudiciable ? Nous ne sommes pas éloignés de le penser. A la vérité, M. D., d'un âge avancé, se trouvait placé entre deux extrémités fâcheuses, et il fallait opter. Ces évacuations devaient nécessairement épuiser ses forces et amener une fonte séreuse. L'hydropisie est en effet survenue quelques mois après, et le malade a succombé. Il est vrai qu'une chute de cheval et quelques autres circonstances ont accéléré la formation de cette fonte à laquelle la vie avait une si forte propension.

III.e Observation. — M.me T., des environs d'Auch, 45 ans. Depuis plusieurs années, fluxions, maigreur, douleurs aux reins, coliques, et gonflement des muscles de l'avant-bras toujours jugés rhumatiques ; tous ces symptômes s'aggravent par suite de chagrins domestiques. L'exquise sensibilité de la malade lui ménagea de tout temps des maux physiques, et plus d'une fois elle vit ses fonctions bouleversées par son influence... Corps robuste, activité considérable ; peau sèche et racornie ; figure bourgeonnée, digestions flatteuses ; urines rares ou copieuses et plus ou moins chargées ; démangeaisons à la peau, au fondement, avec bouffées de chaleur au visage (phénomènes attribués au sang hémorroïdal qu'on n'avait jamais vu fluer, et que les sangsues n'avaient point soulagés). Enfin, migraines, coliques habituelles, douleurs simulant la sciatique, etc. ; morosité, dégoût de la vie.

La malade qui n'avait jamais rendu de calculs, n'était pas d'origine goutteuse. Mais, comment se dissimuler qu'une vive irritation du système rénal empêchait la sécrétion des urines, et se réfléchissant par sympathie sur les organes qui ont de grands rapports avec ce système, déterminait ainsi la plupart des désordres qu'on eût pu d'ailleurs attribuer à toute autre diathèse ?

Deux verres par jour d'eau de la Raillère et dix demi-bains à 28 degrés, causèrent des malaises indicibles, des coliques affreuses et presque continues, que terminaient des urines bourbeuses, chargées de gravier. Gênée pour se baigner à la Raillère, elle fit usage de l'eau de Mauhourat et des demi-bains du Pré ; durant douze jours encore, mêmes souffrances et mêmes excrétions ; divers calculs sont expulsés. Le vingt-huitième jour, les douleurs cessent et les urines s'améliorent. M.me T. resta dix jours encore ; alors sécrétions et excrétions libres et naturelles ; visage rouge, mais sans bourgeons... On nous permettra de ne rien expliquer.

CHAPITRE XXIX.

Les Scrofules.

Les Médecins ne sont point partagés d'opinion sur l'utilité de nos eaux contre les engorgemens glanduleux de nature scrofuleuse; tous louent leur vertu résolutive. L'observation prouve, en effet, qu'elles réussissent quelquefois, et que toujours elles sont utiles, comme propres à faciliter l'effet des médicamens fondans; à guérir les élémens qui les compliquent, en réveillant les forces nutritives, et plus souvent contre l'élément lui-même, en attaquant le vice dans toutes les ramifications du système lymphatique. On a remarqué que les époques septénaires devenaient critiques de ces affections, et que l'apparition des menstrues les jugeait favorablement. Le trouble que ces révolutions de l'âge amènent dans l'économie, peut être utilement secondé par nos eaux; elles ne manquent jamais de disposer les parties atteintes à d'heureux résultats, et agissent sur la sensibilité, de manière à diminuer ce que nous appelons *diathèse*. Leur emploi exclusif ne suffit plus, lorsque les glandes ont acquis de la dureté; lorsque les tumeurs devenues ulcéreuses, présentent des bords renversés, peu circonscrits et une base calleuse. Tout traitement rationnel exige qu'on soit assuré de la nature des scrofules et des élémens divers qui les compliquent; c'est alors seulement, qu'en employant contre elle les médicamens réputés spécifiques, on pourra, par nos eaux, attaquer d'autres principes qui, en gênant sa marche, nuisent encore aux bons effets des remèdes qu'on administre. Ainsi, la faiblesse, la douleur, l'irritation, la fluxion, la fièvre, l'ulcération, la carie, les dartres, la gale, etc., peuvent exister avec les scrofules, et nécessiter, outre les les fondans directs, les moyens curatifs de chacun d'eux.

Les eaux de *Pause*, du *Pré*, de *César*, fortement chargées de calorique et d'ingrédiens minéraux, sont particulièrement recommandées contre les écrouelles, et on ne peut douter qu'elles ne conviennent à la majeure partie des cas. En général, la *Raillère* est d'une mince utilité contre les scrofules vues isolément ; c'est à guérir les complications qu'elle est surtout favorable ; elle est bonne encore pour prévenir leur développement chez les personnes lymphatiques, et très-efficace pour les détruire, lorsqu'elles sont confirmées. On conseillera donc l'eau de cette fontaine aux personnes pâles, dont les chairs sont molles, les fonctions lentes, les éruptions fréquentes ; chez celles encore, où les excrétions muqueuses et les flux séreux sont abondans, et plus rarement, lorsque les glandes sont engorgées ou ulcérées.

I.re Observation. — Un enfant, né de parens scrofuleux, eut, dès l'âge de cinq ans, des ophtalmies rebelles que guérissaient des plaies aux jambes. Ces plaies avaient parfois un caractère rongeant. L'appétit du malade était mauvais ; sans souffrir beaucoup, il était en proie à des inquiétudes pénibles : des bâillemens fréquens, des pendiculations, annonçaient encore chez lui une affection nerveuse... : 20 bains et 40 verres d'eau de la Raillère lui donnèrent un appétit vorace, et firent cesser ces symptômes ; les plaies parurent se déterger et diminuer ; bientôt elles devinrent douloureuses, enflammées ; on les pansa avec du cérat, et des lotions d'eau de *Rieumiset.* On prescrivit de nouveau l'usage des eaux de la *Raillère ;* 25 bains et 25 verres d'eau de cette source, guérirent presque les ulcères ; le malade partit refait et plus vigoureux ; les ophtalmies ne reparurent pas davantage.

II.e Observation. — Une demoiselle de 16 ans, qui depuis l'âge de 4 (époque où elle fut vaccinée) avait eu les glandes du cou ulcérées, l'abdomen ballonné, dont les traits et le teint annonçaient la diathèse, vint à Cauterets. On conseilla les bains de la *Raillère* et les eaux de *Mauhourat* en boisson. La malade n'éprouva aucun mieux sensible. L'année d'après, elle vint encore : un peu de perte blanche, des tranchées, des pesanteurs à l'estomac, me firent présumer que le travail incomplet des règles causait ces phénomènes, et que la faiblesse générale, et plus particulièrement celle de l'utérus, rendait la menstruation difficile ou impossible. La malade était aussi sujette aux convulsions. Je jugeai avantageux de favoriser cette évacuation importante, bien persuadé que si je parvenais à la produire, elle déplacerait l'irritation écrouelleuse, résoudrait les engorgemens, et hâterait la cicatrisation des glandes ulcérées... : 45 demi-bains de la *Raillère* à 30 degrés ; des bains de vapeurs aromatiques, pris le soir avant de se coucher ; 90 verres d'eau de la *Raillère ;* l'usage continu des pilules et des potions excitantes décidèrent au bout de 45 jours, et sans douleur, des mois abondans. Les glandes du cou se dégorgèrent, le teint devint frais, les forces considérables. On continua, durant un mois, les pilules et la potion. Cette jeune personne jouit, depuis lors, de la meilleure santé.

CHAPITRE XXX.

Des Dartres.

Une vérité qui naît de l'observation de chaque jour, c'est que les eaux sulfureuses, et plus particulièrement celles de Cauterets, guérissent quelquefois les maladies herpétiques et psoriques, et les aggravent dans d'autres circonstances. Cherchera-t-on à concevoir cette contrariété remarquable, en supposant la nature variable des ingrédiens des sources? Ce serait se perdre dans des subtilités insignifiantes et d'ailleurs erronées, puisque nos eaux ne changent jamais. C'est dans ces cas singuliers où elles opèrent des guérisons si extraordinaires, qu'on sent le besoin de reconnaître tous les principes élémentaires des maladies à l'aide d'une analyse lumineuse, et d'apprécier leur importance respective et l'ordre de leur filiation. On concevra ces bizarreries, lorsqu'on n'envisagera plus ces maladies spécifiques comme des affections simples, uniformes, toujours de même nature; lorsque négligeant la consistance, la forme, la couleur et les autres qualités sensibles des tégumens, on s'attachera à découvrir, outre le principe spécifique, l'altération générale des solides et des fluides; l'état d'irritation ou de faiblesse dominante; l'intensité et la direction spéciale des mouvemens fluxionnaires; le relâchement ou le resserrement de l'organe cutané et de ses vaisseaux. Nos différentes sources conviennent toutes contre les dartres et la gale;

mais la complication de quelqu'un de ces élémens, fait que très-souvent l'eau de *Pause*, du *Pré*, etc., exaspèrent des affections de cette espèce, lorsque la *Raillère* et *Plaa* produisent les effets les plus heureux ; il est même bien des cas où l'irritation et la phlogose sont portées à un si haut degré, que toute fontaine sulfureuse aggrave les phénomènes, et qu'on est forcé d'en suspendre l'usage ; c'est alors que l'eau de *Rieumiset* est préférable à toutes les sources connues : elle adoucit la peau, déterge les ulcères et facilite le travail de la cicatrisation ; augmente les éruptions, ramollit les croûtes, et rétablit la peau dans son état primitif. L'eau de la *Raillère*, en avivant la transpiration, nulle ou diminuée chez beaucoup de personnes, guérit presque toujours les boutons, les pustules, auxquels donne lieu la suppression de cette humeur. Elle est, pour ainsi dire, la seule utile dans les maladies herpétiques compliquées d'affections nerveuses, de maladies locales et autres élémens importans, qu'on ne peut guérir qu'en excitant des transpirations, des urines et des crachats abondans, ou le développement d'un plus grand nombre d'éruptions, et dans lesquels toutefois la sensibilité nerveuse est tellement susceptible, que les moyens les moins stimulans sont presque toujours nuisibles.

I.re Observation. — Un jeune homme de 22 ans, d'un tempérament sec, d'un caractère sombre, et presque mélancolique, avait vainement usé des eaux de *Bagnères de Luchon*, pendant deux années, pour guérir d'une affection herpétique de nature telle, que ses ongles en étaient devenus jaunes et déformés ; il éprouvait en même temps une toux férine et des douleurs à l'hypogastre, une insomnie et une constipation habituelle ; les temps orageux lui causaient des crampes et des pendiculations continuelles : 150 bains de la *Raillère* à 29 degrés, et

450 verres d'eau de la même fontaine, pris dans deux années consécutives, firent cesser tous ces accidens, à l'exception de l'état des ongles qui sont toujours restés jaunes et d'une épaisseur extrême. Des boissons épuratives secondaient l'action des eaux. L'éruption, les premiers vingt jours, fut plus abondante et plus vive; le prurit insupportable: celui-ci cessa bientôt; les croûtes diminuèrent et séchèrent; des aphtes parurent à la bouche; des furoncles aux fesses; les urines devinrent copieuses et très-rouges; elles déposaient beaucoup de matières briquetées.

II.e Observation. — Un homme âgé de 58 ans, d'un tempérament lymphatico-sanguin, mais très-robuste, d'un caractère irascible, avait joui d'une santé parfaite jusqu'à l'âge de 52 ans. A cette époque, apparut une éruption aux jambes qu'on jugea dartreuse, et qui y causait une grande démangeaison. Le malade chercha à se soulager en prenant un bain de jambes dans l'eau de rivière: le même jour, vive inquiétude, et instantanément suppression des boutons dartreux et accès complet d'épilepsie; ceux-ci se renouvelèrent de temps à autre; ils devinrent même périodiques, malgré le retour des éruptions aux extrémités inférieures. Depuis, appétit vorace, soif inextinguible, constipation opiniâtre, flux d'urine qu'on jugea diabétique. Le moxa au grand orteil, les anti-épileptiques, les purgatifs, avaient été tour-à-tour conseillés et mis en usage sans succès. Je jugeai l'état nerveux et le diabétès, malgré leur ancienneté, comme le résultat d'une irritation cérébrale, produit par la suppression première des dartres. Le malade prit seize demi-bains à la Raillère, à la température de 28 degrés, et 48 verres d'eau de la même fontaine; on y joignit du lait coupé avec une décoction d'orge et de douce-amère; des pilules faites avec le savon, l'extrait de douce-amère, trèfle d'eau, mercure doux et la poudre de valériane. Ses ulcères étaient pansés trois fois par jour avec le lait dont on a fait le beurre (appelé batisses dans le pays) et du cérat de Galien ; il prenait aussi des lavemens à la méthode de Kempf... Les ulcères, les premiers huit jours, donnèrent plus que de coutume ; leurs bords s'animèrent ; il survint de gros furoncles aux cuisses et aux fesses ; les accès épileptiques ne reparurent plus ; les urines devinrent modérées ; la grande soif cessa, les fonctions se firent régulièrement, les ulcères séchèrent presque totalement et le malade acquit de la fraîcheur et des forces.

III.e Observation. — M. D., des environs de Toulouse, 45 ans, constitution saine très-excitable, caractère irascible : depuis long-temps boutons dartreux sur différentes parties du corps ; remèdes sans nombre ; soulagemens passagers ; point de guérison radicale. Soit métastase, soit abus de remèdes, l'estomac et la poitrine s'affectent ; après le repas, météorisme fatigant, douleurs violentes que terminent des rots ; bientôt, oppressions, douleurs de poitrine, abondans crachats muqueux, soulagement. *Ces accidens diminuaient et cessaient, même par intervalles, lorsque l'éruption devenait considérable.* Ces alternatives duraient depuis six ans, lorsque M. D. vint à Cauterets.... Il nous parut qu'il fallait 1.° conforter l'estomac et la poitrine ; fixer les fluxions à la peau en sollicitant une éruption plus forte, ou du moins provoquer toute autre excrétion critique, ou, si l'on veut, des irritations révulsives.

Tous les jours, deux verres d'eau de la Raillère, mitigée par un peu d'eau de menthe et un verre d'eau de Mauhourat ; demi-bain chaud à la Raillère. Le onzième jour, expectoration copieuse, digestions meilleures, flatuosités moindres ; d'un autre côté, éruptions plus multipliées ; boutons petits, rapprochés, remplis d'une sérosité âcre avec prurit insupportable. Le treizième jour, au sortir du bain, poitrine dégagée, grand appétit, urines échauffées, circulation plus active, feu intérieur, jambe droite rouge, enflée, couverte de boutons, douleurs cuisantes. A la place des eaux minérales, petit lait nitré, bains de jambes et lotions avec l'eau de mauves. Ce traitement fit avorter l'inflammation dans trois jours. L'éruption diminue aussi, sans que les organes de l'intérieur s'en ressentent. Le dix-septième jour, eaux et bains comme auparavant; la jambe s'enflamme de nouveau, fièvre, mal de tête.... Petit-lait, bains émolliens; l'inflammation cesse dans quatre jours.... Eaux de la Raillère et Mauhourat en boisson; trois et quatre fois par jour, bains de jambes à *Ricumiset*. Le vingt-sixième jour, éruption plus forte que jamais, sans inflammation ni tension; le vingt-huitième, formation de quelques phlictènes; le trentième, les vieux boutons se dessèchent; nouvelle éruption moins abondante. Les phlictènes se percent. L'éruption et la dessiccation se succèdent ainsi jusqu'au trente-sixième jour. Au quarante-deuxième, la jambe est nette, sans douleur, sans prurit; pas le plus petit bouton; les fonctions s'exécutent comme dans l'état naturel.

« L'éruption, en se généralisant et en se fixant particulièrement à la jambe, n'a-t-elle pas ainsi épuisé la diathèse, étouffé l'irritation intérieure et jugé la maladie? Nos eaux, dans ce cas, n'auraient-elles agi que comme excitantes, sudorifiques? Et *Ricumisct* a-t-il exclusivement calmé l'inflammation et l'éréthisme de la jambe? Mais cette eau desséchait l'éruption et la provoquait en même temps... Expliquez, Messieurs de l'irritation.

CHAPITRE XXXI.

De la Vérole.

IL n'existait pas de fait bien concluant qui prouvât l'utilité de nos eaux contre la maladie vénérienne, à l'époque ou Bordeu cherchait à fixer les praticiens sur leurs vertus, et ce grand Médecin est peut-être excusable d'avoir douté de leur efficacité dans les affections de cette espèce. Déjà, à leur arrivée à Cauterets, les malades ont usé du mercure et de médicamens recommandés contre ce vice ; ils présentent alors l'image épouvantable des ravages du mal, et celle plus effrayante encore de ceux qu'ont produit les remèdes chez des tempéramens éminemment sensibles, atteints souvent de dartres, de scrofules, de scorbut et autres maladies héréditaires, qui contrariaient toutes l'emploi de ces moyens, ou exigeaient qu'on les modifiât de manière différente... Les eaux agissent-elles exclusivement dans ces cas très-graves, comme toniques ? Sans doute elles rétablissent les forces, donnent à l'estomac et aux intestins l'énergie qu'ils ont perdue, et leur est encore nécessaire pour digérer et assimiler les sucs réparateurs. Mais l'abondance d'urines fétides qu'elles procurent quelquefois, et le mieux être qui suit souvent des sueurs copieuses et infectes, porterait à penser qu'elles évacuent une matière étrangère à toute sécrétion. Dans d'autres circonstances, et ces dernières sont les plus communes, nos eaux sont utiles, en s'opposant aux mauvais effets du traitement spécifique ; toujours alors leur mode d'action est inappréciable, les malades n'éprouvant ni évacuation ni mouvemens extraordinaires. L'assemblage nouveau du mercure, des sudorifiques et des eaux minérales guérit les ulcères, les douleurs et tous les autres symptômes sans produire de crise sensible. Nos fontaines sont peut-être de tous les remèdes le plus avantageux dans ces cas désespérés, résultat de l'abus des remèdes mercuriels, de la mauvaise adminis-tration qu'on en fait, et de l'ignorance où l'on est sur le fonds et les formes variées de ces affections, et les effets incompréhensibles du mercure sur certains tempéramens, effets qui simulent tous les signes d'une vérole invétérée. C'est en excitant la circulation, en déterminant des sueurs et des urines abondantes, que nos sources guérissent ; elles avivent ainsi toutes nos humeurs, et chassent hors du corps ce métal toujours précieux, lorsque le Médecin instruit en fait un sage emploi, mais toujours préjudiciable entre les mains des charlatans et des médicastres. L'expérience prouve que l'eau de la *Raillère* est composée de manière à convenir au plus grand nombre, et aux nuances diverses que ces cas présentent.

I.re Observation. — Un homme charmant, vif et d'une force remarquable, eut, à l'âge de 30 ans, un chancre au bout du gland ; il était alors à Paris. Il n'existait pas d'autre signe de vérole. Les Médecins qu'il consulta de suite, lui ordonnèrent de prendre beaucoup de tisannes apéritives, et de passer par le grand remède. Ce traitement le maigrit, agaça les nerfs, délabra l'estomac, et causa des douleurs au sternum et aux épaules, Le chancre persista. On le cautérisa, et il disparut. Les bains de *St.-Sauveur* furent alors prescrits ; ceux-ci firent cesser les crampes et les mouvemens convulsifs des bras. Mais les douleurs étant les mêmes, on lui proposa de nouveau le grand remède; le malade s'y soumit. Augmentation des accidens ci-dessus, avec exostose considérable à un des os du carpe de la main gauche. Le régime aidé de quelques moyens toniques et calmans, le soulagent et soutiennent, pendant trois ans, sa malheureuse existence. Un Médecin fameux lui persuade qu'il est vérolé, que le mercure est nécessaire, et pour la troisième fois il consent à passer par le grand remède... Trois frictions dans trois jours faillirent à le tuer; ses jambes et sa tête se gorgèrent; il avait des éblouissemens continuels, et nul appétit. Les eaux *Bonnes*, l'été d'après, ne produisirent aucun bien. Dans l'hiver, un jeune médecin jugea que le mercure avait été improprement administré, et il attribua le mauvais état du malade à l'abus de ce remède... Alors, long usage du lait d'ânesse, tisannes sudorifiques, rhubarbe et quina en poudre. L'appétit et les forces se rétablirent un peu... A son arrivée à Cauterets, le malade était très-maigre; la constipation et les vertiges étaient continuels; il digérait péniblement; les pieds étaient enflés; la poitrine douloureuse; il éprouvait de temps à autre des quintes de toux sans crachats.

Trois petits verres d'eau de la *Raillère*, et des demi-bains de la même source; des lavemens tous les trois jours, et tous les dix une décoction de casse avec un peu de crème de tartre soluble.

Au bout d'un mois, les jambes et les cuisses se couvrirent d'éruptions avec prurit insupportable; selles naturelles, digestions aisées et promptes, les vertiges, la toux et l'enflure cessèrent; le malade promenait une heure sans être fatigué. Il continua les mêmes moyens encore 15 jours, et fut de mieux en mieux.

Malgré le bien qu'avaient produit nos eaux à la fin ; malgré la recommandation expresse de ne plus rien employer contre l'existence présumée d'un virus contagieux, le malade, entraîné par la crainte d'un péril imaginaire, pour la sixième fois est devenu victime de sa pusillanimité ou d'une complaisance mal entendue. Des boissons dont la composition lui était inconnue ; des pilules dont il ne connaissait pas non plus les ingrédiens, données dans l'intention d'enlever un reste de siphilis, de conforter tout le corps, enflammèrent d'abord le gosier, et produisirent des ulcères ; des gargarismes irritans aggravèrent le mal, et un vésicatoire à la nuque, appliqué comme révulsif, en exaspérant ces phénomènes, détermina une fonte considérable et un amaigrissement dont on n'a pas d'idée. Il ressentait aussi une douleur aiguë à l'article du bras et de l'épaule gauche, qui l'empêchait de lever ce membre, et même bien des fois de le remuer sans s'aider du bras opposé. Tel était l'état de M. B. lors de son second voyage à Cauterets. Il lui avait encore été conseillé du mercure à l'intérieur et en gargarisme ; on pansait avec du sublimé ou de l'onguent napolitain un ulcère placé à la partie antérieure de l'oreille, à bords épais et grisâtres, dont le fond était lardacé.

M. B. fit usage de gargarismes émolliens de guimauve, de ceux de décuit de roses de Provins et de Borax, et même de l'eau de la Raillère et de Mauhourat. Ces moyens, il les employait à l'alternative cent fois par jour ; car, M. B. fait ses remèdes avec la plus sévère exactitude. On touchait plusieurs fois les ulcères avec du collyre de Lanfranc... Tous les jours, un bain entier à la Raillère à trente degrés (et d'une heure), trois verres d'eau de cette fontaine et un de Mauhourat. Le

malade

malade s'observait d'ailleurs beaucoup pour son régime. On pansait l'ulcère de l'oreille avec du cérat seul.

Ce traitement, continué deux mois, a guéri la gorge ; les forces se sont rétablies, les chairs sont devenues colorées, l'appétit meilleur. La pesanteur de la tête a disparu, les vertiges ont cessé, et le malade pouvait se livrer au travail sans être fatigué ; l'ulcère était guéri.... Le bras avait repris une grande partie de ses mouvemens... Il n'était plus douloureux. Au sujet de ce membre, je dois parler d'un accident dont l'effet prouve jusques à quel point tous les systèmes étaient débilités chez M. B., surtout les os et leurs adhérences. Etant au Wauxhall à faire sa partie, et s'étant un instant levé pour faire quelque observation, quelqu'un, par inadvertance, recule son siége... Voulant aussitôt se rasseoir, il tombe sur son séant. La clavicule gauche devient instantanément douloureuse. Je suis mandé, et je reconnais une extostose grosse comme le poing. Des linimens faits avec l'huile de camomille, le laudanum et l'amoniaque, la firent disparaître dans huit à dix jours... Vers la fin du premier mois, l'eau de la Raillère, en bains, ne me paraissant point suffisamment active pour faire cesser la torpeur du bras, je prescrivis une douche à *Pause* (de six minutes); le malade y prit aussi un bain à trente degrés, et trois verres d'eau. La poitrine fut échauffée tout le jour, la douleur du bras fut plus forte, la tête d'une pesanteur extrême.

Du reste, il n'a paru d'autre signe critique que quelques boutons aux jambes ; ceux-ci ne causèrent qu'un léger prurit.

II.e Observation. — M. D., de Bordeaux, âgé de 38 ans, d'un tempérament bilioso-lymphatique, eut une blénorrhagie jugée contagieuse, qu'on traita par des doses réitérées de pilules de Béloste, de baumes résines, et des injections astringentes. Aussitôt, suppression de l'écoulement, gonflement des aines, fièvre, mal de gosier, feu à la poitrine; des frictions mercurielles, des bains, un régime doux, remplacent les remèdes ci-dessus. Au bout de deux mois, amendement sensible. Bientôt, douleurs nocturnes à la jambe droite, à l'épaule du même côté, à la tête et sous le sternum: nouvelles frictions mercurielles, liqueur de Wansvieten dans du petit-lait; au cinquantième jour, calme parfait. Cependant M. D. ne peut rattraper sa santé première; il maigrit; fréquemment irritations à la gorge; tumeurs aux aines, survenant et disparaissant avec la même facilité. On n'ose, vu l'insuccès des deux traitemens et l'état de dépérissement où M. D. est réduit, essayer encore du mercure. On temporise. Il apparaît au dos des plaques rouges, puis des boutons avec prurit; ces plaques s'étendent; il s'en forme également à la poitrine, aux cuisses, etc. La maladie changea ainsi brusquement de forme; ces plaques sont jugées dartreuses; les dépuratifs, les fondans les plus recommandés, ne faisant aucun bien, on envoie le malade à *Luchon*. Ces eaux, prises cent jours dans deux années, ne produisent qu'une plus pénible irritation. Il vient à Cauterets en 1818; corps amaigri et couvert d'éruptions par plaques saillantes de couleur cuivrée; figure bourgeonnée; irritations vagues, plus particulièrement à la poitrine et au gosier; migraines nocturnes; urines rouges, chargées; érection quelquefois douloureuse, suintement dans l'urètre peu consistant, etc.

M. D. boit chaque jour à la Raillère trois verres d'eau coupée avec du petit-lait; demi-bain chaud à la même fontaine, d'une heure au moins.

L'eau est digérée facilement. Dès les premiers jours, le malade se sent plus dispos après le bain. Le quinzième, à son lever, ardeur dans le canal urétral, blénorrhagie épaisse et très-abondante. Mêmes remèdes; cette perte augmente jusqu'au trente-quatrième jour. Sentiment de forces; éruption presque passée; toute irritation a cessé. L'ardeur se renouvelle; l'écoulement continue moins abondant et moins épais... Un verre de petit-lait avec deux onces de suc de chicorée, cresson, scabieuse, aiguisés d'acetate de potasse pour chaque matin, avant tout autre remède; puis, bains et eaux de la Raillère, comme auparavant. Le cinquante-cinquième jour, les plaques ont disparu; les organes sont libres de toute irritation, de toute douleur; l'écoulement seul durait encore, mais en petite quantité.

Convenons, qu'en n'y regardant pas de trop près, il serait aisé de reconnaître, dans de semblables occasions, la puissance dépuratoire de nos eaux; mais sans chercher un *mot*, qu'on veuille bien remarquer leur vertu singulière pour exciter, selon les circonstances, des évacuations, des mouvemens critiques, tantôt à la peau, tantôt sur quelque portion du système muqueux, selon le siége varié des maladies. Connaît-on rien en thérapeutique qui puisse leur être comparé? Rappelons encore que tout ce que nous connaissons des propriétés chimiques de nos eaux ne saurait expliquer des effets aussi surprenans, et qu'ici, surtout, il importe de bien apprécier l'ensemble.

CHAPITRE XXXII.

Des Hydropisies.

NÉGLIGEANT les dénominations banales des maladies qui ne donnent des phénomènes dont on s'occupe que des idées toujours incomplètes et quelquefois fausses, nous ferons pour les hydropisies comme pour les affections dont nous avons déjà parlé ; nous tâcherons de nous élever, par l'analyse, à la connaissance des causes premières et des combinaisons qui peuvent y exister, afin de fixer les praticiens sur les vertus de nos eaux, contre les élémens dont elles sont formées, et les mettre en position de les prescrire avec avantage, ou de ne pas bercer les malades d'un faux espoir.

Des hydropisies effrayantes tiennent quelquefois à des causes légères qu'on peut faire disparaître aisément, s'il est possible de les reconnaître, et de ne pas s'en laisser imposer par cet appareil de phénomènes que notre esprit juge presque toujours le résultat de quelque grande altération organique ou vitale.

Souvent chez des personnes bien portantes, des spasmes de toute la surface cutanée, réfléchis jusqu'aux organes sécrétoires ou excrétoires, en interceptant toute espèce d'évacuation habituelle, peuvent déterminer instantanément, et déterminent en effet des leucophlegmaties, des véritables anasarques, des amas aqueux intérieurs que l'application de moyens simples peut de suite guérir, si toutefois cette application est facile..... L'impression de l'eau froide sur un corps en sueur ou très-chaud, n'amène-t-elle pas souvent ces désordres singuliers? des bains chauds aidés dans leur action par des remèdes diaphorétiques et diurétiques, en détruisant ces spasmes, suffiraient toujours pour rétablir la marche des mouvemens naturels, et procurer le dégorgement de ces amas liquides..... Ces contractions vicieuses des orifices des vaisseaux exhalans et absorbans, lorsqu'on n'a rien fait pour les faire cesser, peuvent persister long-temps et céder encore à l'administration de ces moyens avantageux.

L.[e] Observation. — Une trentaine de bains à la *Raillère* à 30 degrés, et 120 verres d'eau de *Mauhourat* (le malade n'ayant pu digérer celles de la *Raillère*), guérirent un jeune homme atteint d'anasarque depuis trois mois, pour avoir supporté une pluie froide en marchant et ayant très-chaud.... On aida les eaux par quelques diurétiques et des frictions sèches à la peau; les premiers bains causèrent la fièvre et un prurit sur tout le corps; des sueurs et des urines copieuses survinrent ensuite, et tous les accidens disparurent. Par une sympathie de la peau avec l'estomac, peut-être aussi par faiblesse de cet organe ou par un état nerveux de ce viscère, le malade vomissait souvent ses alimens et des glaires acides; nos eaux calmèrent les douleurs épigastriques, rendirent l'appétit bon et les digestions aisées.

Souvent aussi, outre l'hydropisie et une manière d'être particulière du système absorbant ou des divers viscères qui la favorisent ou la causent exclusivement, certains tempéramens portés à la réaction, sujets à des mouvemens convulsifs fréquens, à des migraines ou autres douleurs continuelles, trouvent dans la source de la *Raillère* en boisson, bains ou demi-bains, un médicament utile; car en calmant l'état vicieux de la sensibilité nerveuse, en apaisant la trop vive irritation des solides, elle facilite des crises naturelles, ou dispose l'économie à retirer des remèdes indiqués le succès qu'on en attend, et dont l'emploi avait été jusqu'à ce moment inutile ou dangereux, par rapport à ces complications qu'on dédaignait.... Si ces individus irritables étaient de plus atteints de goutte, de rhumatisme, d'un vice dartreux, galeux, etc., la *Raillère* leur conviendrait encore; en ménageant leur mobilité, elle corrigerait ou diminuerait l'âcreté de ces diathèses, et évacuerait par toutes les voies, la transpiration, les crachats, etc., et leur produit, et les eaux corrompues dont la formation est augmentée par elles.

Les eaux de *Pause*, du *Pré*, et pour certaines idiosyncrasies dont nous avons parlé, celles de *César*, des *Espagnols*, du *Bois*, rempliront toutes les indications ci-dessus, et atteindront même l'hydropisie dans ses principes essentiels chez les malades naturellement relâchés, devenus comme cachectiques, mais chez lesquels toutefois l'économie n'est pas encore parvenue à ce dernier degré de relâchement, ou lorsqu'avec cette faiblesse extrême il se trouve une inégalité d'action concentrée sur un organe particulier; alors ces eaux stimulent tous les systèmes, perturbent les organes et finissent quelquefois, en déterminant des mouvemens d'expansion, par produire des évacuations copieuses, un état fébrile considérable, et l'équilibre dans les fonctions détruites ou perverties.

II.e Observation. — Une Dame de 66 ans, vive, irritable, en proie à des chagrins violens, naturellement catarrheuse, eut la gale, et sans préparation aucune, chercha à la guérir par des frictions avec la pommade citrine. Deux mois après, enflure avec douleur à la cuisse et à la jambe droites, furoncles au bras et au dos.... Accidens guéris ou apaisés par l'usage quelque temps continué des tisanes sudorifiques et des pilules gourmandes. Sujette depuis lors à des érysipèles cruels, vagues, à des éruptions avec prurit, à tous les signes d'un hydrothorax... Cinq fois dans huit années, les eaux de *Pause* en boisson, demi-bains, ont guéri la malade en procurant des urines chargées et copieuses; des crachats fétides et abondans; l'enflure des extrémités inférieures et beaucoup de furoncles avec prurit insupportable... Cette femme, dont l'âme est toujours peinée, éprouve bien par intervalles quelque éruption de mauvaise nature, quelque érysipèle; mais la poitrine n'a plus été malade.

Nos fontaines sont donc un secours avantageux ou un remède utile, lorsqu'un état spasmodique ou une débilité réelle frappe les orifices des vaisseaux exhalans et absorbans, et met obstacle à la sécrétion et à l'excrétion des humeurs animales; lorsque des nerfs délicats et irritables, ou l'existence de certains principes étrangers aux hydropisies ordinaires les compliquent, et s'opposent à des médications que ces amas monstrueux nécessitent; lorsqu'aussi une atonie de tous les systèmes paralyse leurs fonctions ou les dénature, en donnant lieu à ces habitudes cachectiques, à ces constitutions aqueuses qui facilitent les congestions et autres maladies d'une guérison aussi difficile.... Mais sont-ce là les élémens les plus redoutables des hydropisies rebelles, et suffit-il pour les guérir d'exciter les forces vitales et de solliciter à d'heureuses réactions des organes altérés? On ne peut dans ces cas malheureux se servir de nos eaux comme des autres remèdes, etc., que pour atteindre des indications secondaires qui pourraient s'y trouver. Les évacuans actifs deviennent d'ailleurs indispensables pour enlever les causes essentielles qui rendent les hydropisies éternelles.

III.e Observation. — Une Dame, âgée d'environ 65 ans, d'un caractère doux, sensible; sujette depuis la cessation de ses mois à des hémorroïdes et à des coliques fréquentes, finit, malgré l'emploi de beaucoup de remèdes sagement prescrits, par avoir les extrémités inférieures infiltrées; le bas-ventre le devint aussi; sa figure et son corps changèrent de couleur. Envoyée à Cauterets, elle vint me consulter; l'engorgement des extrémités était considérable; la fluctuation rendait l'ascite sensible; son pouls était fréquent et petit; elle avait des migraines habituelles; sa peau était sèche, ses urines et ses selles rares et peu copieuses; l'appétit nul; il existait en même temps d'autres signes d'une affection gastrique.

Un demi-bain à la *Raillère* augmenta les anxiétés et l'enflure; deux petits verres d'eau de cette source furent rejetés par le vomissement; il y eut chaleur et fièvre.

La diète, les lavemens et une boisson apéritive rappelèrent le calme.

Le quatrième jour, 20 gros d'ipécacuanha; elle vomit deux fois abondamment et poussa plus de 15 selles liquides d'une fétidité insupportable; urines copieuses et chargées. Ce que je n'avais que pressenti devint alors sensible, et je pus reconnaître des obstructions manifestes à la rate et au mésentère; le foie était douloureux.

J'insistai pendant 15 jours sur les lavemens, les pilules de Bontius, *fractâ dosi*, l'eau de chiendent nitrée; tous les phénomènes s'améliorèrent, les digestions restaient pénibles; l'eau de la *Raillère* et celle de *Mauhourat* aiguisées avec du vin scillitique, des demi-bains au *Pré* et des douches de six minutes de la même fontaine, en déterminant des urines et des selles continues, rendirent les forces bonnes et firent disparaître toute espèce d'enflure.... Les apéritifs continués, de même que des doses légères de pilules de *Bontius*, etc., achevèrent la guérison.

CHAPITRE XXXIII.

Des Diarrhées.

Ces dévoiemens réitérés, de nature et de couleur si différentes, qui sont dans certains cas ou exclusivement symptômatiques ou critiques, et très-souvent encore *maladie essentielle*, guérissent-ils à nos eaux, ou bien n'est-il pas des circonstances où ce moyen est sans vertu et même nuisible ?

Elles ne sont jamais prescrites quoique très-souvent avantageuses contre ces cours de ventre abondans, compagnons inséparables de certaines maladies aiguës, que guérissent toujours les remèdes généraux, la diète, etc., et qu'il ne faut pas toujours guérir, attendu que ces évacuations alvines sont elles-mêmes critiques d'autres élémens importans.

Elles sont rarement conseillées aussi dans ces cas de diarrhées prolongées qu'on juge salutaires, d'après l'idée où l'on est, qu'elles expulsent hors du corps certains miasmes nuisibles, quoique très-utiles contre la faiblesse des voies digestives qui les entretient, la débilité générale qui les favorise, et très-propres encore à porter dans d'autres points de l'économie, les mouvemens fluxionnaires que l'habitude fixait au bas-ventre et qui travaillait à les éterniser ; les bains chaud, des douches légères sur tous les points et quelques verres d'eau minérale, concourent à guérir ou guérissent seuls ces déjections, en fortifiant les intestins et régularisant les oscillations nerveuses. Très-souvent alors l'eau de la *Raillère* est à préférer à toutes nos autres fontaines minérales. C'est encore elle qui convient généralement, lorsqu'à la suite des spasmes aux orifices cutanés, de faiblesse dans ces organes, ou d'une véritable obstruction des vaisseaux exhalans, la matière de la transpiration est refoulée vers les intestins, et produit des selles séreuses, douloureuses, fréquentes, etc. Peut-être, dans ces cas, la matière n'est-elle pas rejetée sur les voies gastriques, comme on le dit vulgairement, comme il est si naturel de le penser; et ces évacuations ne sont que l'effet d'une excitation sympathique de la membrane muqueuse, résultat du travail qui s'opère à la surface..... Les bains chauds de cette fontaine, de même que son eau en boisson, déterminent des mouvemens de diaphorèse avantageux, donnent du ton aux intestins et hâtent même quelquefois la guérison de ces désordres en causant des flux d'urines considérables.

Pause, le *Pré*, *Mauhourat*, etc., produisent souvent de ces effets heureux, dans de pareils maux, chez des personnes moins irritables et d'une habitude comme cachectique. J'ai vu une femme retirer des eaux de *Pause*, du *Pré* et de *Mauhourat* des effets malheureux de leur administration; il survint douleurs, fièvre, météorisme; après l'emploi de quelque adoucissant, la *Raillère* la soulagea d'abord et puis la guérit.

Dans ces dérangemens d'excrétions muqueuses, ordinaires et indispensables, bien des circonstances concomitantes peuvent empêcher que nos eaux ne soient favorables; elles peuvent faire aussi qu'elles soient toujours nuisibles. Une susceptibilité, une phlogose à différens degrés du foie, de la rate, du pancréas, du mésentère et des intestins eux-mêmes, ou toute autre maladie de ces organes d'une solution contraire, comme obstructions compliquées, érosions graves, sont les affections les plus ordinaires qui établissent des contr'indications puissantes. La *Raillère* est celle de nos fontaines qui offrira toujours le moins de désavantage ; mais pour elle comme pour toutes les autres, il est essentiel de se rappeler ici tout ce que nous avons dit de leurs vertus aux articles *phthisie pulmonaire* et *obstructions*.

Il n'en sera pas de même, lorsque ces diarrhées opiniâtres suivies de fièvres erratiques et d'atrophie, sont non seulement le résultat de ces altérations funestes des viscères de l'abdomen, mais aussi les effets malheureux de la tristesse, des chagrins prolongés et autres passions systaltiques auxquelles les malades se sont long-temps abandonnés... Presque toujours alors, l'économie est délabrée, les facultés sont anéanties, la débilité est l'élément essentiel de ces dévoiemens ruineux, et ces personnes ont tout lieu d'espérer d'être soulagées par nos eaux différentes. Que n'ont-elles pas de même à attendre du climat, d'un régime tout différent ; et des impressions variées que font sur leurs âmes nos montagnes diverses ! tout concourra dans ces lieux à apaiser le trouble d'une sensibilité exaltée, à faire cesser la faiblesse qui le favorise, et à rétablir des fonctions aussi importantes.

A ces causes efficaces et communes de certains dévoiemens, peuvent se joindre encore des diathèses inconnues et spécifiques dont l'existence aggrâve fortement les phénomènes, et nécessite l'administration propre et simultanée des remèdes généraux, et ceux qui ont des propriétés spécifiques bien constatées ; nous avons assez prouvé jusqu'à présent, combien toutes nos sources minérales sont différemment avantageuses dans de semblables circonstances, pour n'être pas obligés de nous étendre sur cet article actuellement ; nous ne pourrions que nous répéter sans utilité.

Mais ces dévoiemens chroniques qui résistent à toutes les méthodes de traitement, ne sont-ils pas souvent l'effet de certaines diathèses humorales inconnues, dont on ne peut cependant se refuser d'admettre l'existence, attendu que les produits en sont long-temps et successivement dirigés vers divers organes, sans que ceux-ci leur offrent un émonctoire commode par où leur évacuation puisse s'opérer sans trouble ?

Pour bien faire sentir cette utile vérité, je dois citer ici cette précieuse observation de *Stohl*, que M. *Lordat* nous a quelqucfois rapportée dans ses leçons, et dont il vient de faire la plus heureuse application chez un diarroïque, dont la mort était regardée comme prochaine. « Il est, dit ce médecin célèbre, des tempéramens d'une sensibilité extrême qui ne peuvent se passer d'une sorte d'égout vers lequel se dirigent journellement quelques produits vicieux qui s'engendrent dans le corps : ces opérations fréquentes et presque habituelles absorbent les mouvemens dépravés qui sont si familiers à ces tempéramens, et qui s'exercent vaguement vers divers organes, quand ils ne sont pas fixés à un but. Chez les sujets ainsi constitués, on n'aperçoit point les efffets de ce travail intérieur dans l'enfance ni dans la force de l'âge, ou parce qu'en effet la diathèse n'existe pas, ou parce que les produits s'en évacuent par les sécrétions naturelles ; mais après la première jeunesse, le besoin d'une sécrétion nouvelle s'annonce par une éruption cutanée, ou par des symtômes vagues, comme spasmes au bas-ventre, oppression de poitrine, migraines, etc., et autres accidens, selon les lieux où s'exercent les mouvemens bizarres d'une nature inquiète et sans projet déterminé ; pour parler le langage de *Stohl* enfin, l'effort évacuatif long-temps incertain se fait presque toujours vers les premières voies, et ordinairement avec une impétuosité proportionnée à une longue préparation, et à l'irritabilité de la constitution.

C'est de cette manière ingénieuse que M. *Lordat* a conçu et expliqué tout récemment la formation d'une diarrhée très-ancienne, sur la nature de laquelle les Médecins avaient des sentimens très-opposés, et a fourni des vues curatives qui promettent au malade une guérison prochaine.

Le foie, les intestins et tous les autres organes de l'abdomen, doivent nécessairement essuyer des lésions plus ou moins graves de la concentration de ces mouvemens désordonnés, mais contenus sur les régions qu'ils occupent, lésions qu'il est difficile de reconnaître et de guérir.

Dans tous ces cas, les indications qui se présentent sont toujours: 1.° de diriger vers les parties extérieures, des oscillations qui se portent, ou vers les viscères et y déterminent des congestions et un état habituel d'irritation, ou vers l'origine des nerfs; 2.° de calmer cette irritation par des moyens qui n'empêchent pas la résolution de légères congestions qui pourraient exister; 3.° d'affaiblir l'excitabilité du système nerveux; 4.° enfin d'employer les correctifs que réclamerait la diathèse elle-même, si sa nature pouvait être reconnue.

Le malade ci-dessus avait eu d'abord diverses éruptions à la peau que guérissaient preque toujours des dévoiemens copieux, en même temps des fièvres d'un mauvais caractère qui commandaient l'emploi du quinquina, nécessaire contre elles, mais dont les propriétés toniques, astringentes, etc., contrariaient fortement la crise de la première affection; puis des évacuations sanguines et bien d'autres accidens qui avaient fini par ruiner l'état des forces, et par détruire l'estomac et les intestins. A son arrivée à Cauterets, le foie était douloureux de temps à autre, et fournissait, chaque jour, avec les viscères ses voisins, une quantité surabondante de bile, de mucosités, etc.; d'ailleurs il n'existait pas signe d'obstruction dans aucun organe de l'abdomen. Habitué depuis vingt années au climat des Antilles, celui de la France avait contribué depuis 4 ans à le rendre plus malade, en empêchant tous les mouvemens à la surface.

Quoique le temps favorisât peu ces mouvemens critiques et l'action de nos eaux minérales dont la vertu est réellement tonique, dépurative et expansive, cependant 20 bains à la *Raillère*, 40 verres de la même source, un régime tempérant et l'usage du lait de vache écrèmé, coupé alternativement avec l'orge, la guimauve et le sassafras, rendirent les forces au malade, ses premières digestions faciles, son appétit meilleur, ses selles moins fréquentes et parfois naturelles.

Les eaux de *Mauhourat* et de *Pause* dont il voulut essayer et dont l'activité ne convenait ni à sa maladie, ni à la manière d'être de sa constitution, causèrent de la chaleur à l'estomac, la fièvre, et rappelèrent tous les phénomènes avec la même intensité qu'auparavant. Les bains de *Plaa*, le lait, les lavemens doux, et les calmans, ne le soulagèrent que par intervalles. Les eaux de la *Raillère*, dont il reprit l'usage à petite dose, et coupées avec le sirop de gomme, lui firent du mal; la faiblesse devint extrême. Nous nous convainquîmes de nouveau, qu'il est des manières d'être de la sensibilité ou des dispositions individuelles, acquises même tout récemment, que l'eau de la *Raillère* ne peut atteindre, qu'elle exaspère même toujours.

CHAPITRE XXXIV.

Des indurations des Viscères.

Ces indurations auxquelles le foie, la rate, le pancréas, le mésentère et les ovaires sont particulièrement sujets; les uns par rapport à la laxité de leur structure, les autres par rapport aux humeurs qu'ils secrètent, diffèrent par le degré de leur intensité. Toutes les causes possibles peuvent déterminer ces maladies d'une guérison difficile et très-souvent impossible. La faiblesse des viscères, résultat de maladies antérieures, l'abus des liqueurs spiritueuses, les plaisirs de toute espèce, les passions tristes et énervantes, les travaux continus et pénibles, une évacuation supprimée, une lésion exclusive de l'irritabilité ou de la sensibilité de ces organes, rendent ces maux faciles, en s'opposant à l'évacuation des matières qui y sont contenues ou en y fixant des oscillations fluxionnaires. Les vaisseaux lymphatiques sanguins ou excréteurs peuvent en être le siége exclusivement; tous peuvent être lésés à la fois et rendre la maladie plus grave.

Les indurations, quoique souvent produites par des causes semblables, se manifestent par des symptômes et des accidens très-différens, en raison sans doute de la sensibilité particulière des organes où elles siègent; le contraire a lieu quelquefois aussi, et l'on voit ces maladies déterminer indifféremment l'ictère, des aigreurs continuelles, une fièvre consomptive,

somptive, des dévoiemens ou la constipation; des douleurs aiguës, constantes ou passagères dans toutes les parties de l'abdomen, à l'estomac particulièrement; des vomissemens fatigans, d'une guérison difficile; la mélancolie accompagne aussi certains cas d'obstructions, et l'on voit les malades poursuivis par les idées les plus sombres. Le succès dans le traitement offre des bizarreries pareilles, et il n'est pas toujours aisé d'en donner une raison plausible.

Des vices spécifiques, des altérations de la bile, des sucs muqueux et de la lymphe elle-même, excitent quelquefois avec la faiblesse l'irritation nerveuse ou inflammatoire, et compliquent ces derniers élémens d'une manière fâcheuse. Ces causes diverses nécessitent-elles toujours un traitement approprié? Il faudrait les attaquer d'ensemble, si la maladie était de formation récente; si la partie n'était qu'engorgée; si l'on prévoyait qu'elles concouraient toutes à aggraver l'obstruction; une saignée faite à propos, une purgation réitérée, l'application d'un exutoire, en combattant les principes majeurs de ces affections, arrêteraient souvent leur marche ou les détruiraient, si l'on était appelé avant que le noyau n'eût acquis un développement trop considérable. Mais on voit rarement à nos eaux des personnes atteintes d'obstructions récentes : pour ces maladies, comme pour tant d'autres pour lesquelles elles ont des vertus incontestables, on n'y a recours qu'après avoir inutilement essayé des médicamens réputés apéritifs et fondans; toujours le mal a jeté des racines profondes; la vie est essentiellement atteinte; les humeurs ont acquis une extrême consistance; les solides une dureté presque squirreuse et une distention si forte, qu'il est très-difficile de leur redonner leur première dimension. Est-il étonnant alors que les eaux, comme les remèdes les plus recommandés, échouent contre ces états d'une désorganisation complète?... Le régime le plus strict, le traitement le plus varié restent sans effet; rien ne peut émouvoir ces organes inertes; et ce n'est que chez les femmes et les enfans, dont la mobile sensibilité et la texture délicate les rend très-impressionnables, qu'on voit quelquefois de semblables désordres disparaître et guérir. Chez les hommes faits et les vieillards, lorsque ces tumeurs ont acquis une grande dureté, elles sont presque incurables; on n'a à attendre que la fièvre, la débilité, l'hydropisie et autres maladies subséquentes.

Nos eaux conviennent-elles contre toutes les obstructions? N'est-il pas un moment où elles sont toujours nuisibles? Ne le sont-elles pas constamment surtout contre certains de leurs principes?

Bordeu qui n'était ni enthousiaste, ni charlatan; lui qui n'avait jamais promis, par exemple, la cure parfaite d'une tumeur squirreuse dans l'espace de quinze jours, comme certains Médecins qui comptent beaucoup trop sans doute sur l'ignorance ou l'oubli des personnes qui les consultent, *Bordeu* se récriait sur les éloges pompeux qu'on faisait de leur vertu résolutive, et les disait exagérés. « Je ne sais, écrivait-il, par quelle fatalité je n'ai vu que rarement des tumeurs que nos eaux aient parfaitement et complètement fondues et résoutes; j'ai seulement vu qu'elles en ont diminué un grand nombre et fait suppurer beaucoup d'autres; c'est là, ajoute-t-il, tout ce qu'une observation m'a pu faire découvrir. » Ce que *Bordeu* avait observé, nous le voyons se réaliser chaque jour; mais plus heureux que lui, nous croyons en concevoir les raisons, l'analyse nous ayant fait distinguer les cas où nos thermales sont utiles, ceux où elles ne réussissent jamais, et ceux plus communs où elles soulagent sans guérir parfaitement.

Si les personnes obstruées étaient cachectiques ; si des fonctions importantes étaient lésées, elles seraient sans ressource, et nos eaux ne serviraient qu'à aggraver leur état, la faiblesse chez elles étant si grande, qu'on ne saurait espérer ni crise favorable, ni perturbation avantageuse.

Les bains, l'eau, et les douches de *Bruzaud*, de *Pause* et du *Pré* guérissent d'une manière presque sûre les obstructions, dont la rénitence est peu forte, et qui existent chez des individus dont les forces absorbantes sont bien conservées. On aide leur action, en faisant prendre des incisifs en rapport avec la nature du mal et la sensibilité des individus. Des selles copieuses, des urines abondantes, parfois des sueurs fétides, sont le mode critique que la nature sollicite, et que nos eaux provoquent.

I.re Observation. — Un enfant d'Auch, d'environ 13 ans, pâle, petit, mais fortement constitué, occupé à des travaux que ne comportait pas son âge, eut la fièvre quarte. On abusa du quina sans le guérir. Ce fébrifuge finit par produire d'énormes obstructions au foie et à la rate. Il y avait huit mois qu'elles existaient, lorsque le jeune malade arriva à Cauterets.

Son ventre était poëminent et tendu ; la respiration courte ; les hypocondres étaient le siége continuel d'une douleur qui devenait aiguë par intervalles. Pouls habituellement fébrile, petit et fréquent ; tous les trois jours, vers les trois heures, froid des pieds, douleur à la tête, soif ; cet état durait peu, le chaud survenait ; il n'y avait jamais de sueur. Des urines très-copieuses et rouges terminaient l'accès ; il poussait, chaque jour, huit, dix selles diarrhoïques ; son appétit était bon, mais les digestions très-souffrantes ; l'habitude de la peau sèche et chaude.

L'état de la peau, les douleurs des viscères, les accès fébriles, la rougeur des urines, etc., me portèrent à préparer le malade, pendant une douzaine de jours, par des lavemens émolliens, beaucoup de décuit de chiendent et chicorée, avec l'acétate de potasse, des demi-bains à la Raillère à vingt-huit degrés, et trois petits verres d'eau nitrée chaque matin... Ces moyens préparatoires modérèrent les selles, rendirent les urines abondantes et moins rouges, les hypocondres moins douloureux, les digestions assez faciles, la peau douce et fraîche; la fièvre cessa aussi. L'éréthisme étant tombé, je prescrivis l'eau de la Raillère en boisson, les demi-bains et les douches du *Pré*. Dix-huit bains et autant de douches de dix minutes, enlevèrent tout à fait les obstructions, et rétablirent le bon état de toutes les fonctions.

Les urines furent toujours abondantes, souvent bourbeuses; des selles infectes et diarrhoïques survenaient après deux à trois jours d'une constipation complète. Outre les sueurs causées par les douches, le malade suait encore la nuit; il était donc urgent d'apaiser l'irritation intérieure, de rétablir la souplesse de la peau, de préparer toutes les voies d'excrétion avant de heurter violemment les congestions viscérales. Sans aucun doute l'action perturbatrice des douches, appliquées dès le début, auraient accru la gravité de tous ces phénomènes.

Lorsque la faiblesse des voies digestives ou la débilité générale compliquent l'obstruction; lorsque une cause spécifique y est surajoutée, nos fontaines actives guérissent quelquefois ces complications fâcheuses et résolvent ces vices organiques, en perturbant les viscères malades et en déterminant des excrétions considérables et même des pertes sanguines. Dans ces cas, on prescrit avec les eaux les toniques et les remèdes spécifiques de chacune de ces diathèses. Malgré leur utilité contre ces complications très-graves, il faut cependant en user avec circonspection, crainte d'augmenter la faiblesse par des secousses que l'économie ne pourrait supporter. C'est alors que les essais sont commandés ; ils sont même indispensables par la difficulté qu'on trouve à bien déterminer l'idiosyncrasie des malades et à saisir les rapports des élémens entr'eux.

La disposition aux contractions spasmodiques qui accompagnent quelquefois les tempéramens débiles atteints de pareils maux, contrarie étonnamment leur guérison ; par elle les méthodes les mieux entendues échouent ; il arrive même que cet état d'une sensibilité vicieuse s'exaspère par l'usage des médicamens les plus efficaces. On voit alors partout, et plus particulièrement à nos eaux où tous les cas d'affections chroniques sont communs, on voit, dis-je, les moyens qui ont prise sur ces amas durcis, les fondre à la vérité, mais produire une débilité plus forte ou des accès convulsifs, et nécessiter incontinent l'emploi de tout ce qui peut relever ces forces, ou modérer une excessive réaction. Les indications, en cas semblable, consistent à alterner les remèdes de vertu apéritive et tonique, calmante et antispasmodique, ou à les administrer en même temps : les eaux de la *Raillère* possèdent cette double propriété ; leurs bains apaisent les mouvemens désordonnés des fibres, tiennent les forces dans un ton médiocre, et les obstructions y guériraient, si cet établissement possédait des douches commodes et variées. Cette privation oblige les malades à recourir à celles de *Bruzaud*, de *Pause* et du *Pré*, qui n'ont pas pour ce genre d'affections compliquées les propriétés requises.

La suppression des hémorroïdes et autres évacuations sanguines, et l'abus des fébrifuges, causent souvent chez les personnes jeunes, vigoureuses et sensibles, des obstructions effrayantes par leur dureté et leur extrême grosseur. Presque toujours chez elles la phlogose ou l'irritation nerveuse suivent ces engorgemens monstrueux que caractérisent la douleur, la chaleur et un véritable état fébrile. En vieillissant, ces affections perdent de leur intensité; mais conservant quelque chose de leur manière d'être primitive, il arrive constamment que l'éréthisme nerveux ou inflammatoire contrarie l'emploi des incisifs, et nécessite pendant leur usage ou même long-temps avant l'emploi des eaux. Tout ce qui peut adoucir ce surcroît d'énergie, des organes internes, les saignées générales ou par les sangsues, les bains tièdes, les lavemens émolliens, les boissons abondantes et de même vertu, doivent toujours précéder l'usage des douches, des résolutifs actifs, des apéritifs désobstruans. On doit même les administrer de concert, afin de prévenir une trop forte excitation; et d'en favoriser la fonte et l'évacuation. C'est pour des obstructions de cette nature, qu'on envoie habituellement dix, douze jours et davantage les malades à la *Raillère*, à *St.-Sauveur*, avant d'essayer l'eau et les douches des autres sources, dont la vertu stimulante et tonique pourrait exaspérer cet élément secondaire, retarder la résolution des engorgemens ou la rendre impossible. Mais toutes les obstructions ne comportent point cette réserve; ce n'est pas une chose d'absolue nécessité, comme les routiniers le font accroire : il n'y a que l'existence de ces élémens concomitans qui puissent commander de pareils essais dans cette circonstance très-sage.

II.e Observation. — Une demoiselle de 12 ans, dont la rate monstrueusement gorgée avait commencé à s'obstruer, il y avait 4 ans, à la suite de beaucoup de quina qu'on fut forcé de lui donner pour arrêter une fièvre à accès pernicieux, éprouvait à son arrivée à Cauterets, outre le développement de cet organe, une fièvre lente continue avec exacerbations le soir; des ecchymoses nombreuses, des hémorragies des gencives et du nez fréquentes et d'un sang décoloré et une haleine puante, ne laissaient aucun doute encore sur l'existence d'un vice scorbutique. Son corps était jaune et d'une maigreur extrême; sensible à l'excès, elle était sujette aux convulsions; le foie était habituellement douloureux, quoique rien n'y fît présumer une obstruction.

Vingt bains de la fontaine la *Raillère* à 28° et 42 verres d'eau coupée avec du sirop antiscorbutique, du petit-lait et du jus de cresson, cochléaria, pissenlit et saponaire avec l'acétate de potasse, arrêtèrent la fièvre, rendirent le teint meilleur; les épistaxis furent plus rares, le sang était plus consistant et moins décoloré; les ecchymoses disparurent en partie. Je crus alors pouvoir lui prescrire les eaux de Pause; 14 petits verres d'eau aiguisée avec la même dose de sirop antiscorbutique; 7 bains et autant de douches de cette fontaine augmentèrent le mieux. Le jour d'après, et le 9.e surtout, la douleur du foie devint plus aiguë; il y eut fièvre et hémorragie nasale, migraine avec nausées; les lavemens, la crème de tartre avec le petit-lait et les bains de la Raillère rétablirent le calme, et la petite malade recommença l'usage des eaux de Pause.... Ces moyens tour-à-tour cessés et continués pendant un mois encore guérirent les accidens et ramenèrent les forces.... La rate était devenue plus souple; et quelques selles très-fétides, naturellement survenues, avaient paru la diminuer un peu; elles promettaient un mieux sensible, lorsque la malade fut obligée de quitter Cauterets.... L'eau de la Raillère en boisson, en bain et surtout en douche, eut produit un dégorgement plus fort et prévenu l'irritation que Pause causa. Combien de malades n'ont-ils pas été dans le cas dont je viens de parler!

Tout ce que j'ai dit sur les obstructions prouve donc clairement qu'il est indispensable de connaître les principes essentiels qui les composent; de savoir juger ceux qui ne sont que secondaires et d'une moindre importance; d'apprécier encore les moyens qui peuvent seuls les résoudre ou les modifier, et les voies d'excrétion que la nature a choisies, afin de la seconder ou d'en provoquer de plus avantageuses, en intervertissant sa marche nuisible.

Je viens de démontrer dans quel cas d'obstructions nos différentes fontaines minérales peuvent être utilement employées, et la manière variée dont elles agissent contre ces congestions quelquefois monstrueuses. Si ce que j'en ai raconté d'après l'observation, ne laisse plus de doute sur la propriété délayante, incisive et résolutive de nos sources thermales; si j'ai prouvé qu'elles ne guérissent les engorgemens, à quelque degré qu'ils soient, qu'en excitant dans la partie qui en est le siége ou dans les organes avec lesquels ils sympathisent, un travail critique, un état réellement fébrile, j'ai démontré aussi qu'il faut toujours aider leur action par tous les moyens que le régime et la thérapeutique possèdent. Je termine en avertissant les malades de s'armer de patience; il faut ordinairement un très-long-temps pour guérir des obstructions invétérées.

CHAPITRE XXXV.

Des Convulsions.

IL n'existe pas d'affection plus singulière, ni qui embarrasse autant la Médecine que l'état convulsif, qu'on pourrait considérer comme l'opposé du spasme. Les raisons de ce désaccord dans les phénomènes, de ce désordre dans les idées, sont inassignables. C'est ici qu'on s'aperçoit de l'influence du moral sur l'organisation : les chagrins violens, les plaisirs vifs, les jouissances désordonnées, produisent les anomalies les plus bizarres, les symptômes les plus extraordinaires. Ce n'est pas que les causes physiques n'amênent souvent cet état dépravé de la sensibilité musculaire ; mais les passions l'emportent sur elles, et rendent cette manière d'être plus dangereuse dans ses résultats et d'une guérison plus difficile. Contre ces affections, lorsque l'excitation ou la faiblesse cérébrale les constituent isolément, il n'est pas indifférent d'employer telle ou telle de nos fontaines : Plaa, la Raillère et Rieumiset méritent tour à tour la préférence. Les courses dans nos montagnes, les promenades dans les bosquets qui couvrent nos prairies, l'eau du Gave, l'exercice du cheval, et tous les divertissemens, contribuent à régulariser le désordre nerveux des personnes vaporeuses ; font naître dans cette contrée paisible la sérénité de l'âme, et guérissent ces phénomènes aussi capricieux que disparates.

Il serait satisfaisant, sans doute, de pouvoir signaler la nature intime de mouvemens aussi variés ;

de dire à quelle portion du cerveau ils se rapportent ; quelle lésion les décide , et leur différence avec d'autres affections convulsives plus intenses , plus malheureuses , comme l'épilepsie , par exemple , dont la durée n'est aussi que passagère. Mais nous ne savons rien de bien positif à ce sujet , et nous ne pouvons raisonnablement agir , qu'en reconnaissant avec le plus d'exactitude possible le degré d'asthénie ou de force dont s'accompagne la disposition du cerveau ou des nerfs qui produit l'affection qui nous occupe.

I.re Observation. — De deux femmes , l'une qui était d'un esprit vif et pénétrant souffrait des convulsions cruelles dans le bas-ventre , avec des trémoussemens de tout le corps qui duraient des semaines entières et qui la reprenaient ensuite avec plus ou moins de violence, des vomissemens et une oppression de poitrine suffocante ; l'autre , d'un tempérament plus délicat , était atteinte à peu près des mêmes symptômes. Toutes deux étaient assez bien réglées et avaient épuisé les ressources de l'art ; elles avaient fait usage d'adoucissans , d'apozèmes et du lait à grandes doses , et enfin des eaux de Cauterets. Ayant été appelé , je jugeai à propos de leur faire quitter le lait , et de leur faire boire les eaux en plus grande quantité , ce qui procura une chaleur beaucoup plus forte et une fièvre que terminaient des sueurs copieuses. Les bains tièdes qui furent ensuite mis en usage rappelèrent leur appétit qu'elles avaient perdu presque tout à fait auparavant , et leurs forces et leur gaîté : la première fut trois mois sans éprouver la moindre convulsion , et la dernière se porte encore mieux. (*Bordeu.*)

II.e Observation. — Une jeune fille , affligée de violentes convulsions de la poitrine , du diaphragme et du cœur , se trouva bien de l'usage des eaux de

Cauterets ; les eaux de Barèges où elle avait été envoyée, avaient fait craindre la suffocation de matrice (1).

IIIe Observation. — Une forte toux périodique, accompagnée de difficulté de respirer, et souvent d'un vomissement de matière pituiteuse, fut guérie radicalement par la boisson des eaux de Cauterets de la fontaine la Raillère. (*Bordeu.*)

IVe Observation. — Une demoiselle, née faible, élevée délicatement, placée à 18 ans dans des circonstances pénibles, éprouvait des accès hystériques fréquens et bien singuliers. Un froid glacial à la jambe gauche, ou une chaleur brûlante à l'extrémité opposée, annonçait l'attaque. Des ris immodérés dans le premier cas, et un délire furieux dans le second, suivaient bientôt ces sensations fantastiques différentes ; les hypocondres devenaient gonflés, l'épigastre convulsif ; on entendait dans tout le tube intestinal des borborygmes bruyans ; l'agitation et l'inquiétude étaient extrêmes ; des convulsions qui défiguraient les membres et dont la durée n'était jamais la même, terminaient cet état pénible ; la malade s'endormait lorsque les accès venaient à l'approche des règles, et la perte était plus abondante. Les autres accès rendaient le sommeil difficile et jetaient la malade dans un grand accablement. Elle avait eu toujours l'appétit mauvais et les digestions fatigantes ; avant comme pendant l'accès, son pouls était petit, lent et irrégulier ; elle avait abusé de tous les remèdes calmans et antispasmodiques : 200 verres d'eau et 70 demi-bains de la Raillère, pris dans deux années, rendirent la malade à la santé ; un régime analeptique, les promenades à cheval et les autres amusemens contribuèrent à cette guérison.

---

(1) *Bordeu* ne cite point la source dont ces malades ont fait usage ; mais tout nous porte à penser que c'est l'eau de la fontaine *la Raillère*.

CHAPITRE XXXVI.

De l'Habitude.

LE nombre de maladies qui tiennent à cet élément inexpliquable, mais qu'on ne peut s'empêcher d'admettre, est bien grand. Les affections nerveuses, les maladies fluxionnaires sont celles qui revêtent le plus facilement ce caractère, et les personnes faibles et délicates y sont le plus ordinairement sujettes. Leur durée et l'absence des causes qui les produisent le plus souvent, suffisent pour faire soupçonner son influence. Les changemens avantageux de climat, de nourriture, de manière de vivre, l'exercice, les cautères, comme moyens perturbateurs, sont moins utiles que nos eaux pour substituer ou transformer des maladies graves en affections légères; tous les jours on voit par leur usage des flux séreux, sanguins, des éruptions cutanées se manifester sur les diverses parties du corps, et remplacer des maladies habituelles; on emploîra avec nos eaux tout ce qui pourra seconder leurs bons effets; il faudra même se servir de toutes nos sources d'une manière alternative, et chercher, par leur action différente, à produire des perturbations efficaces.

CHAPITRE XXXVII.

Maladies périodiques.

J'ENTENDS parler ici, non pas des maladies qui marchent par accès réguliers, mais des fièvres à type tierce, quarte, etc., qui ont résisté aux médicamens toniques, antispasmodiques, stupéfians le plus généralement suivis d'un succès complet. Ces personnes ont recours à nos eaux, comme moyen général d'utilité, et toujours avec confiance. L'air salubre de nos montagnes, les différentes distractions diminuent les dispositions qui les entretiennent. Les eaux en fortifiant tous les systèmes achèvent la cure. Souvent la périodicité est liée à l'existence d'un élément inconnu, et c'est en le guérissant qu'on voit disparaître les maladies qui la revêtent. Nos eaux n'agissent dans bien des cas que de cette manière.

Un homme d'environ 40 années, dévoré depuis un an par une fièvre double quarte, avait inutilement employé tous les moyens de guérison ordinairement prescrits contre de pareilles maladies. On lui avait surtout donné beaucoup de quinquina ; son usage avait toujours retardé les accès ; mais ils reparaissaient après une fatigue soutenue ou l'action du froid humide. Le malade avait bon appétit ; l'abdomen était libre d'obstruction ; il était faible, maigre, constipé ; la transpiration se faisait mal. Je soupçonnai un état particulier de la peau, même l'atonie, et en le soumettant à un régime strict, à l'usage des bains chauds et des eaux de la Raillère en boisson, je lui fis faire (à l'exemple de *Barthez*) des frictions générales, matin et soir, avec un liniment composé d'huile de camomille, de plusieurs huiles essentielles et de camphre : 24 bains et 72 verres d'eau augmentèrent l'appétit ; les frictions, quelques toniques et le régime fortifièrent encore ses organes ; de légères sueurs survinrent à la poitrine et aux pieds, et les accès ne reparurent plus.... Il est quelquefois impossible de dévoiler, à cause de leurs combinaisons, et d'attaquer comme dans cet exemple, deux ou trois élémens séparément ; alors nos eaux, différentes en bains, en boisson et en douches, réitérées de temps à autre, etc., perturbent si favorablement, que la cure est comme assurée. Toute complication gastrique s'oppose à ces moyens. Je voudrais qu'on soumît les malades atteints de fièvres, d'hémorragies, de névroses périodiques pour lesquelles le quina et bien d'autres remèdes ont été vainement employés, à l'action alternative de nos différentes sources ; il faudrait les administrer dans l'état parfait de calme ; les malades devraient être exempts de malaises et d'anxiétés au moment le plus favorable des intermissions, etc. Nos eaux sont le meilleur moyen pour prévenir et détruire cette disposition dont l'existence est aussi manifeste et sensible par le fait, qu'obscure et cachée par sa cause intérieure.

CHAPITRE XXXVIII.

De la Mélancolie.

Après avoir épuisé la patience des Médecins, divers médicamens et toutes les sources de l'hygiène, les malheureux hypocondriaques viennent essayer de nos eaux, et chercher dans leur vertu un soulagement à leur imagination inquiète, un remède à leurs douleurs les plus variées. Nos eaux conviennent-elles à cette maladie bizarre? On sait qu'elle consiste toujours dans une complication malheureuse d'une altération humorale, d'une irritation abdominale et dans une viciation de la sensibilité; elle est aussi parfois aggravée par la coexistence de certains élémens spécifiques. Les douleur de tête, d'entrailles; la difficulté de respirer et celle des digestions; une constipation opiniâtre, les flatulences, les qualités changeantes des urines; la chaleur âcre et brûlante de tout le corps; la sécheresse et la couleur jaunâtre de la peau; les vomissemens et les digestions des matières poracées et bilieuses; des éruptions passagères et fatigantes; une fièvre très-irrégulière: tels sont à peu près les symptômes qui existent chez la plupart des hypocondriaques, et qui prouvent la double altération du système nerveux et celle des organes du ventre: les propriétés générales de nos eaux racontées en son lieu, suffiraient pour attester leur utilité contre cette affection, si nous n'avions des faits à citer et à l'appui.

Un jeune veuf, en proie à grand nombre de ces symptômes, avait été sujet à un flux hémorroïdal; une gale mal soignée supprima cette évacuation salutaire, et par suite survinrent la morosité la plus profonde et les douleurs les plus aiguës à l'épigastre: 70 verres d'eau de la Raillère et 40 demi-bains à la température de 30 degrés, rappelèrent au commencement l'appétit que le malade avait entièrement perdu; il apparut ensuite une éruption considérable à la partie interne des cuisses, aux reins, et une démangeaison insupportable dans tout le corps qui diminuèrent tous les symptômes. On aida l'action des eaux par l'usage des sucs d'herbes, du petit-lait, des lavemens émolliens, des bains de vapeur aromatiques et quelques tisanes laxatives. Le malade, naturaliste instruit, parcourut nos montagnes; il ressentit dans ces courses curieuses des impressions agréables qui, en occupant son esprit d'une manière variée, contribuèrent pour beaucoup à sa guérison. Qui mieux que ces aspects sauvages et gigantesques peuvent frapper une imagination déréglée, et révolutionner nos organes?. C'est ici le seul, le véritable lieu pour traiter et guérir ces maux où l'esprit est frappé encore plus cruellement que les organes.

CHAPITRE XXXIX.

De l'Asthme.

On voit à Cauterets, chaque saison, une infinité de personnes atteintes d'oppression à la poitrine et d'autres phénomènes qui simulent l'asthme lui-même ou qui ne laissent aucun doute sur son existence, mais qui n'éclairent pas toujours sur sa véritable origine.... Cette gêne constante dans la respiration qui s'aggrave parfois d'une manière périodique chez la majeure partie des sujets, reconnaît-elle dans tous les cas une cause identique, comme semblerait l'indiquer la dénomination générique de cette maladie; comme le feraient surtout penser ceux qui envoient les asthmatiques à César, croyant sans doute à cette source des vertus spécifiques de cette affection singulière et compliquée?

La différence depuis long-temps aperçue d'un asthme sec avec un asthme humide, différence qui porte sur des choses certaines, suffirait seule pour faire condamner les prescriptions banales de ces routiniers qui, jugeant toujours cette gêne des poumons de nature semblable, conseillent constamment notre fontaine de César, si nous n'avions d'autres raisons pour rejeter une erreur aussi préjudiciable.

La dyspnée continuelle qui reconnaît pour cause une désorganisation grave du poumon, du cœur, de ses vaisseaux ou des membranes qui les enveloppent, trouvent rarement un secours utile dans nos eaux minérales. Quel changement en effet doit-on espérer de leur action, lorsqu'un polype énorme du cœur, un œdème intense du poumon, des tubercules multipliés ou une ulcération considérable de cet organe, produisent les diverses orthopnées et les mille et un symptômes dont elles s'accompagnent? Dans ces cas effrayans, les malades n'ont de soulagement à attendre que de l'usage d'un régime austère et des remèdes d'une activité médiocre, mais appropriée à leur sensibilité. Nos eaux sont sans vertu; tout au plus si elles concourent à éloigner les spasmes qui aggravent ou déterminent les accès, et dont la formation rend cette maladie quelquefois périodique.

Une faiblesse relative des poumons, en y rendant les congestions faciles, est quelquefois la seule cause de ces oppressions perpétuelles qu'entretiennent la surabondance des mucosités, et qui, sous bien des rapports, peuvent être assimilées à de vrais catarrhes. Presque toutes nos sources conviennent contre la faiblesse radicale de ce viscère et les résultats fluxionnaires qu'elle y fixe; mais l'idiosyncrasie des individus, leur disposition aux spasmes, à l'irritation vasculaire et bien d'autres maladies qui modifient leur manière d'être à l'infini, s'opposent à ce qu'on les emploie indifféremment; c'est dans des circonstances semblables que chaque fontaine a des vertus exclusives qu'on ne peut méconnaître sans danger.... Le succès dépend du choix judicieux que le Médecin fera.

Un homme maigre et vif, âgé de 45 ans, sujet depuis long-temps à un asthme qu'avec produit toutes les causes débilitantes, éprouva un grand soulagement de l'usage des eaux de Pause et César; sa respiration devint aisée à la suite de crachats abondans et d'urines copieuses et chargées que ces eaux déterminèrent du quinzième au vingtième jour: sa tête alors devint douloureuse, son sommeil agité ; il éprouvait aussi des crampes aux jambes. Le malade se retira fort à propos et passa l'hiver sans attaque. Revenu l'an d'après, il me raconta tout le succès qu'il avait retiré des eaux de Pause, etc., et les accidens qu'elles avaient produit. Je prescrivis avec le régime adoucissant, des demi-bains à la Raillère et deux verres d'eau de cette fontaine avec quelques cuillerées d'un julep incisif. Après un mois d'usage de ces moyens combinés, cet homme se retira avec un appétit vorace et libre de sa respiration.

N. B. Deux verres d'eau de Pause et demi-verre de celle de César, pour lesquelles le malade conservait la plus grande reconnaissance, lui causèrent un jour de l'ardeur à l'estomac, et rendirent le sommeil fort agité toute la nuit.... Elles eussent fait alors plus de mal que l'année précédente, le malade était mieux portant et par conséquent plus réagible.

Si outre la faiblesse ou l'irritation relative des poumons et les congestions d'humeurs dont ces états favorisent l'accumulation, la dyspnée survenait à la suite d'autres maladies supprimées, comme ulcères, hémorroïdes habituelles, etc., toutes nos thermales guérissent ou amendent ces affections, en produisant des mouvemens d'expansion qui rompent l'habitude fluxionnaire, et surtout, en fortifiant l'estomac et le poumon lui-même, de manière à rendre toute nouvelle orthopnée tardive ou difficile. La diversité des tempéramens, le plus ou moins de mobilité des individus, et une immensité de circonstances qu'on ne peut assigner, déterminent, selon le cas, le choix de telle source et la manière d'en faire usage. Le fait suivant convaincra de l'importance de ces considérations, en faisant voir qu'un temps bien court suffit pour changer de tout en tout notre sensibilité, ou pour dénaturer les affections de manière à prouver que ce qui fut utile hier, est préjudiciable actuellement.

Un officier de marine devenu asthmatique dans les prisons d'Angleterre, vint à Cauterets, et but chaque jour huit verres d'eau de Pause et César: l'expectoration fut facile tout l'hiver, l'oppression presque nulle; il n'eut pas d'accès non plus.... Revenu l'année suivante pour terminer, disait-il, sa guérison.... Le malade prit, pendant huit jours, la même quantité d'eau de ces deux fontaines. Mais, soit que sa sensibilité ou son affection s'y opposassent, soit qu'un état nerveux plus intense rendît leur effet plus dangereux, soit encore qu'un embarras gastrique eût contrarié l'action des eaux, l'asthme fut aggravé et il survint fièvre, douleurs de reins, ardeur d'urines, point au côté gauche et tous les signes d'un état saburral bien manifeste. Le malade répugna quelques jours à se faire vomir; ce retard lui fut nuisible. Ensuite les évacuans augmentèrent, les congestions et l'engouement de l'organe pulmonaire.... Deux vomitifs, des tisanes laxatives et quelques béchiques, guérirent ces complications fâcheuses.... Des toniques, des diurétiques doux et l'air de la vallée d'*Argelès* (où j'envoyai le malade) hâtèrent sa convalescence. Ayant recommencé de boire les eaux de Pause et de César, il ne put les supporter ni pures, ni coupées, ni à petite dose; celles de la Raillère, etc., lui causèrent des indigestions... Mauhourat seul rendit sa respiration et ses forces meilleures, en provoquant un cours d'urines et des boutons avec prurit aux jambes.

En produisant sur la peau et autres organes des impressions particulières; en agissant sur les poumons, jusqu'au point de rompre cette disposition vicieuse qui les rend susceptibles de contractions imminentes et de longue durée; en déterminant des mouvemens d'expansion considérables, et par suite des excrétions d'humeurs copieuses et quelquefois chargées, nos eaux éloignent les accès d'asthme convulsifs, et rendent leur formation embarrassée, en contrariant l'appareil des oscillations désordonnées qui le constituent.

Dans toutes les espèces de dyspnées, la sensibilité nerveuse ne joue-t-elle pas un rôle important? Pour moi j'en suis si persuadé, que je ne conçois pas une attaque d'asthme possible sans cette concomitance; nous ne pouvons pas douter au moins qu'il faut, pour qu'elle s'effectue, beaucoup au-delà d'une altération des poumons et des autres organes contenus dans le thorax; la présence de plusieurs molécules étrangères d'une propriété irritante bien reconnue, ne suffit pas non plus pour la déterminer; car très-souvent la respiration reste intacte chez des gens atteints de tubercules aux poumons, d'abcès dans ces viscères, etc.; du moins elle n'est pas toujours dérangée; et cela devrait être toutefois, si ces altérations en étaient les causes exclusives?.... Tout semble réuni à Cauterets avec nos eaux, pour déraciner l'existence de ces élémens qu'on ne peut envisager bien souvent que comme des modifications vitales.

CHAPITRE XL.

De la Chlorose.

C'EST encore ici une de ces affections qu'il est réservé à nos eaux de soulager et guérir, alors surtout que les moyens recommandés n'ont produit aucun bon résultat. Quoique les symptômes des pâles couleurs soient les mêmes dans tous les cas; qu'un teint décoloré et livide, une propension au sommeil, un appétit dépravé, une tristesse accablante et sans sujet, une aversion manifeste pour toute espèce d'exercice, des douleurs aux reins, une chaleur d'entrailles existent presque chez toutes les malades; qu'elles aient encore les yeux plombés et bouffis, les jambes enflées; que leurs règles soient supprimées ou dérangées, etc., ce serait une erreur de croire que toujours la même cause les produit. Les élémens en sont variés, et il est urgent de les connaître, pour savoir si nos eaux conviennent ou sont défavorables ou inutiles. L'irritation ou la faiblesse stomacale, l'inertie de l'utérus, parfois un surcroît d'énergie de cet organe, une nutrition incomplète et l'induration des viscères de l'abdomen, souvent une lésion inconnue de la vie, sont les principes des pâles couleurs et les sources d'une heureuse indication. L'eau de la Raillère est utile quand le tube intestinal a perdu de ses forces, et que l'estomac éprouve des appétits singuliers. Plus souvent, l'eau de Mauhourat fatigue moins, et convient aux malades à qui la Raillère cause des indigestions. Pause et le Pré sont exclusivement utiles, lorsque la faiblesse est générale et qu'il n'existe pas d'irritation ; leurs douches font merveille dans les obstructions, et lorsque l'apathie la plus forte éloigne les malades de se livrer à aucun exercice. J'ai vu ces eaux causer des diarrhées, des sueurs critiques et quelquefois l'œdématie des pieds avec boutons prurigineux. Si la chlorose dépendait d'un spasme habituel de l'utérus ; s'il compliquait même les élémens dont nous avons parlé, Plaa et Rieumiset seraient alors utiles, soit pour préparer les malades à l'usage des autres sources, soit comme propres à guérir l'irritation nerveuse.

CHAPITRE XLI.

Dérangemens des Monstrues.

On le sait, et les exemples en fourmillent à nos eaux, les maux les plus disparates et les plus cruels sont causés par la suppression du flux menstruel, par son retard, et souvent par des hémorragies périodiques trop fréquemment renouvelées. On signale comme causes efficaces de ces désordres, le passage subit du chaud au froid, les bains d'eau froide, la colère, la frayeur ou toute autre impression vive et imprévue.

Ces dérangemens amènent des effets variés selon le mode des tempéramens. Les humeurs paraissent seules lésées chez certaines femmes, et la partie colorante du sang ne plus exister, tant leur teint est blafard, leurs yeux bouffis, leurs extrémités gorgées; les solides participent à cet état; les chairs sont molles, quelquefois contractées; les viscères deviennent l'aboutissant des fluxions, et le siége de congestions tenaces. Chez d'autres, le défaut ou la diminution des règles altère exclusivement l'estomac, d'où des nausées, des vomissemens; leur appétit étant dépravé, des coliques, des douleurs de tête et des convulsions feraient penser que chez elles le système nerveux est uniquement malade. Les bains de Rienmiset et Plaa sont utiles dans les suppressions où le système nerveux pèche par excès de ton, lorsqu'il y a à l'utérus violent éréthisme, manifesté par des syncopes fréquentes, des crampes, des tensions à l'abdomen, suivies de vomissement ou de convulsions à chaque évacuation menstruelle. L'eau de la Raillère et de Mauhourat, aiguisée d'un peu d'eau de fleur d'oranger ou de tout autre antispasmodique, concourt à régulariser cette excitabilité trop grande de la matrice et des nerfs, en agissant sur les premières voies, en excitant une transpiration plus forte, des urines plus abondantes, et enfin la menstruation. Mais, si l'irritabilité compliquait la ménorrhée ; que des obstructions s'y trouvassent encore, la maladie serait plus grave et le traitement plus difficile. Les demi-bains de la Raillère à une température convenable, sa boisson mitigée avec du petit-lait, suffiraient les premiers jours ; les malades finiraient par la boire pure ; on aiderait même son action par celle de Mauhourat ; alors encore l'usage des fondans, bains et douches de Pause et de Pré : ces dernières seraient prises d'une manière progressive, afin de les rendre résolutives sans échauffer.

Les toniques, les bons alimens seraient conseillés avec l'eau de Mauhourat, dans les cas où il n'existerait que faiblesse sans obstruction, avec ou sans réaction nerveuse, manifestée par la bouffissure et la décoloration de la peau, un état de langueur de l'utérus si considérable, qu'il serait impossible que son énergie vitale s'élevât au degré nécessaire pour y établir une fluxion et provoquer les règles. Cet engouement de l'utérus produit seul la ménorrhée chez quelques personnes, bien portantes d'ailleurs ; il persiste même quelquefois après que des moyens rationnels ont rappelé la santé, en guérissant les spasmes, les congestions et même la chlorose. Alors l'usage alternatif de nos différentes sources retire la matrice de l'état de sommeil et d'apathie où elle était plongée.

CHAPITRE XLII.

De la Paralysie.

Cette affection dont l'essence est inconnue, est-elle toujours de même nature, et les élémens qui la constituent trouvent-ils dans nos fontaines un remède efficace?

Dans quelques cas, une lésion exclusive et héréditaire des propriétés de la vie peut seule produire la suspension, la diminution ou la cessation de l'action musculaire et de la sensibilité, particularités qui caractérisent l'impuissance de se mouvoir ou la paralysie.

Plus souvent cette lésion du cerveau, de la moelle épinière, des nerfs et des muscles eux-mêmes, est insensiblement amenée par des fluxions déviées, des évacuations supprimées, l'abus de certains métaux, les passions violentes, les plaisirs excessifs et les violentes commotions.

Sans disposition héréditaire aucune, cette infirmité suit quelquefois les congestions cérébrales. Ces états successifs et d'une grande importance sont si souvent des effets sensibles d'altérations gastriques, que *Bordeu* croyait que toutes les paralysies qui n'étaient point idiopathiques, étaient nécessairement amenées par une pléthore stomacale.

L'énervation profonde de certains organes ou l'excitabilité des systèmes vasculaires, nerveux et musculaires, en favorisant les oscillations fluxionnaires, facilitent encore les congestions de différente espèce et causent ainsi très-souvent la paralysie. Cette atonie quelquefois radicale est ordinairement le résultat de maladies antérieures long-temps négligées ou que de mauvaises manoeuvres ont fait dégénérer.

Un état nerveux, une tendance aux spasmes, des affections spécifiques peuvent compliquer les élémens ci-dessus, augmenter leur intensité et nécessiter qu'on apporte quelque modification dans le traitement rationnel ou perturbateur, les seuls, pour ainsi dire, dont on puisse faire une heureuse application. Le degré d'intensité de la lésion des nerfs et des muscles ou des propriétés de la vie, établit encore une nuance essentielle dans les diverses paralysies, et par conséquent dans les remèdes curatifs. Nos eaux différentes peuvent, sous ce rapport, convenir exclusivement, chacune dans certains cas donnés qu'il n'est pas facile de bien déterminer.

I.re Observation. — M. P., âgé de 70 ans, tempérament sanguin, d'un robur physique extrême, ex-capitaine de ligne, actuellement en retraite dans le pays Basque, fut brusquement frappé d'apoplexie en octobre de 1817, avec hémiplégie complète du côté droit. Des saignées, des doses réitérées d'émétique, en détruisant les congestions, firent cesser la stupeur cérébrale. L'hémiplégie persista seule; l'action de la langue fut également suspendue, et nul remède (il en prit beaucoup) ne put rétablir que faiblement le mouvement et la sensibilité du côté perclus. La déglutition se faisait bien. Les facultés intellectuelles n'éprouvèrent aucune atteinte, et s'il ne pouvait exprimer ses idées, du moins il les associait très-bien et les rendait par des signes; les fonctions digestives s'exécutaient aussi comme dans l'état de santé. On ignorait si avant cet accident M. P. était sujet à des accès *épileptiques*, ou si cet état convulsif provenait des mêmes causes que l'hémiplégie ; les accès étaient venus fréquemment depuis sa chute, et on eût dit que cette réaction des muscles et des nerfs n'était qu'un effort successif du principe de la vie, pour donner de l'énergie à des organes qui l'avaient totalement perdue. On croyait davantage à ce dessein, lorsqu'on observait que, pendant l'accès, la partie malade ne restait point tout-à-fait étrangère aux convulsions ; que plus de roideur y avait lieu ; que des frémissemens s'y laissaient apercevoir, et qu'à la fin elle se montrait toujours sensiblement plus chaude. L'impuissance ne dépendait donc point des mêmes causes que l'état convulsif? On ne pouvait le croire du moins, quand on voyait la première cesser en partie au moment où les convulsions avaient lieu... A quelles lésions organiques et vitales se rattachaient ces deux maladies de nature opposée, survenues le même jour, et dont la marche se poursuivait avec une si grande indépendance et tant d'intensité? La paralysie dépendait-elle d'une gêne de nerfs entretenue par un reste d'épanchement cérébral, ou d'une énervation profonde des muscles, sans participation des nerfs, ou d'une rupture ou inflammation de quelque point de l'encéphale? Et alors qui donnait lieu par accès à ces mouvemens convulsifs si violens, à cette épilepsie ordinairement considérée comme le *summum* de l'extabilité nerveuse? Etaient-ce bien les mêmes altérations organiques? Mais l'impuissance était permanente et les convulsions passagères : l'hémiplégie seule était-elle organique et l'épilepsie vitale?

M. P. avait fatigué ses organes par toute espèce d'excès, de travaux d'esprit et de corps, et des chagrins éprouvés dans plus d'une occasion, même récemment, l'avaient nécessairement préparé, de longue main, à la paralysie, et sans aucun doute *l'inertie musculaire* en était, sinon le seul, du moins le principe le plus grave, et les moyens les plus forts d'excitation devenaient indispensables. Mais les circonstances qui provoquaient l'épilepsie, ne réclamaient-elles pas quelques ménagemens, et n'avait-on pas à craindre que les bains, les douches les plus actives, ne remuassent plus vivement la susceptibilité nerveuse que les muscles si complétement énervés? Aussi, avant d'employer ces moyens surexcitans, nous envoyâmes M. P. à la Raillère prendre trois verres d'eau et demi-bain chaud. Le troisième jour, le malade salive moins, prononce quelques mots distinctement, sa face est moins abattue, la circulation plus active dans le bras malade; trois autres demi-bains ne produisent pas d'autre résultat. L'eau de Mauhourat bue au logis, édulcorée avec un peu d'eau de fleur d'oranger; six bains et autant de douches à Bruzaud laissent la langue dans le même état, mais la jambe acquiert plus d'action. Ces tâtonnemens encourageans, puisque l'épilepsie n'avait point reparu, me portèrent à envoyer le malade à Pause pour y boire, s'y baigner et y prendre une douche de dix minutes; M. P. babille davantage sans mieux s'expliquer; la figure reste animée le jour; une chaleur générale le fatigue; le pouls battait 102 pulsations; ses yeux sont hagards; l'extrémité inférieure a plus de force, elle se tremousse; l'appétit le tourmente; il mange goulument... Une attaque d'épilepsie paraissait imminente; elle n'eut pas lieu; crainte qu'elle ne se réalisât, j'envoyai le malade à la Raillère boire trois verres d'eau, et y prendre un bain entier à 30 degrés. Les choses reviennent comme auparavant. Trois jours de suite, quatre verres d'eau à Pause, bain entier chaud, douche de 15 minutes: la troisième détermine de nouveau le babil, la chaleur générale; yeux hagards; 104 pulsations, soif, léger délire; le malade marche seul ; *point de convulsions*. Le malade revient à la Raillère : calme instantané ; il continue de marcher ; voyage à Pause ; résultat meilleur : quinze verres d'eau, cinq bains chauds et cinq douches de 20 minutes n'ayant pas produit de mieux, je prescris les douches et les bains du Pré et l'eau de Mauhourat en boisson. M. P. s'y rend à pied. Ce nouveau stimulant cause un trouble plus considérable. Loquacité, mais le malade prononce des phrases entières ; il se plaint de sa situation ; me prie de ne rien négliger pour le sortir d'un état aussi malheureux ; d'ailleurs, discours décousus et sans suite (il se refuse à prendre d'autres médicamens que nos eaux) : 109 pulsations, yeux et face plus animés qu'auparavant ; contraction des muscles du front ; marche précipitée ; soif insupportable ; mouvement convulsif du bras malade ; urines copieuses, mais claires ; nouveau bain à la Raillère, le lendemain ; calme aussi prompt que les premières fois.... Le malade prit encore par intervalles quatre bains à la Raillère, dix bains, dix douches au Pré, et quarante verres d'eau de Mauhourat. M. P. se retira marchant bien, parlant d'une manière distincte, le bras seul n'était pas entièrement guéri ; cependant il le levait et le rapprochait à volonté, serrait un corps jusqu'à un certain point ; il finit même par se servir de ses doigts pour prendre du tabac.

Y avait-il, ainsi que nous l'avons fait observer déjà, chez M. P. d'autre élément à combattre que l'*inertie musculaire et la susceptibilité nerveuse* qui le rendait par momens si vivement impressionnable ? Qu'on en juge par le bien qu'ont produit alternativement les bains et les eaux de la Raillère et les douches de Bruzaud, de Pause et du Pré. N'était-il pas urgent de n'employer de surexcitans semblables, quoique nécessaires, qu'avec modération ?

Peut-on croire que des douches continuées n'eussent fini par réaliser l'épilepsie ?

Bien plus, croit-on que la noix vomique, si vantée par M. *Fouquet,* et déjà dépréciée par *Faudéré,* etc., eût été, dans ce cas, le remède convenable ? Mais, la mobilité et l'excitation que ce poison provoque, n'existaient-elles pas ici naturellement et avec assez d'intensité ?

En outre, l'apoplexie, sitôt guérie par les émétiques et les saignées, dépendait-elle d'autre chose que d'un épanchement cérébral, et de la pression qu'il déterminait sur les principaux instrumens de la vie, ou seulement d'une altération de quelque point du cerveau ? L'hémiplégie elle-même tenait-elle à une inflammation de la couche optique, des corps striés, ainsi que le prétend le docteur *Serres,* d'après l'ouverture des cadavres ? Une désorganisation ne se cicatrise pas dans trois ou quatre heures de temps ; et les douches et autres surexcitans ne sauraient guérir une hémiplégie produite par une inflammation qu'on combat ordinairement par des saignées, des émolliens, des révulsifs, des hypnotiques, selon que l'irritation, la congestion, la fluxion et la douleur en sont les élémens importans.... Peut-être qu'en raison de sa flaccidité, l'inflammation dont le cerveau est susceptible réclame des moyens qui la causent sur tout autre point de l'économie vivante ? Je ne sais, mais si les faits rapportés par M. *Serres* sont exacts, nous devons en conclure que les paralysies ne tiennent pas toutes à une cause unique, et qu'il en existe, même quand il n'y a pas lésion des couches optiques.... Pour nous qui travaillons à faire le moins d'autopsies possibles, nous ne jugeons des altérations intérieures que d'après les phénomènes que nous manifestent les fonctions, et nous ne comprenons pas comment des douches guérissent une phlegmasie, quelque part qu'elle soit située. Nous savons très-bien, au contraire, comment des fonctions peuvent être interrompues par l'altération des facultés occultes des organes, sans que néanmoins ces derniers subissent des lésions dans leur structure. Ces inductions, parfaitement physiologiques, nous portent journellement à l'emploi des moyens thérapeutiques, que des succès couronnent, et qui nous rendent notre doctrine de plus en plus précieuse.

N. B. — M. P., contrarié la veille de son départ, éprouva une forte attaque d'épilepsie, et la partie jadis malade partagea les contractions générales. J'ai appris qu'il n'en avait point éprouvé d'autres et que le mieux se continuait.

Une sensibilité vicieuse, un état pléthorique, une congestion saburrale qui compliquerait l'impuissance musculaire en commandant les évacuans et les saignées, se trouveraient très-bien aussi des demi-bains et des eaux de la Raillère; les douches de cette fontaine détruiraient sans aucun doute l'apathie de ces organes; mais ce secours n'est point offert à ces malheureux paralytiques; cet établissement n'en possède point encore.

L'hérédité paralytique que mettent en jeu toutes les causes physiques et morales pourrait être avantageusement combattue, et ses effets terribles prévenus par l'usage de nos eaux, soit en provoquant la sortie de quelque matière acrimonieuse par les voies d'excrétion naturelles pour lesquelles elles ont des vertus si vraies, soit en déterminant des secousses violentes, des ébranlemens perturbateurs qui rompraient toute disposition vicieuse, ou peut-être encore en fortifiant le cerveau et tout le système des nerfs. Mais l'ignorance où nous sommes sur sa nature et sur les signes dont elle s'accompagne, s'oppose à ce que nous conseillions nos eaux ni tout autre moyen curatif, quoique

quoique nous pressentions d'avance leur utilité et que nous concevions leurs effets, comme nous venons de le dire... On ne peut, au reste, mettre en doute l'hérédité paralytique, lorsque l'on sait que des personnes d'une même famille ont tour à tour éprouvé des accidens de cette espèce depuis plusieurs générations.

Nos sources de l'est actives à des degrés différens, et les eaux du *Pré* et du *Bois* parmi les fontaines du sud, sont d'un avantage incomparable dans les paralysies où les nerfs et les muscles semblent énervés et sans force; dans celles encore où le système musculaire n'est susceptible d'aucune ou de très-peu de réaction, et lorsque des amas bilieux ou de toute autre nature de l'estomac ou des intestins paraissent, non pas favoriser les congestions viscérales et la gêne des mouvemens vitaux, mais concourir à aggraver l'engourdissement des organes essentiels et rendre toute la locomotion difficile ou impossible... Quoiqu'il faille, dans cette espèce, réveiller l'énergie éteinte ou assoupie des muscles et des nerfs, la prudence veut qu'on produise des agitations progressives et qu'on accoutume peu à peu les membres lésés à l'action différente de nos eaux minérales; on commencera donc par les eaux de *Pause* et du *Pré* pour passer successivement à leurs voisines plus minéralisées et plus chaudes.

Ces eaux en boisson, bains et douches, produisent quelquefois le résultat qu'on souhaite, sans qu'on puisse saisir le moindre trouble critique, sans augmenter ni la transpiration ni les urines; le malade sent seulement sa machine se remonter, ses forces s'accroître, ses mouvemens devenir plus faciles. Plus souvent elles occasionnent des désordres graves, des réactions extrêmes, des mouvemens désordonnés, des fièvres violentes que suivent des évacuations copieuses. Ces troubles, avant-coureurs d'un état meilleur ou d'une guérison parfaite, aggravent les accidens dans quelque cas, en épuisant de plus en plus les forces des malades; cet état d'orgasme peut nuire aussi, en facilitant les congestions, au cerveau et à l'apoplexie.

On doit pressentir de quelle utilité peuvent être l'arnica, l'alkali volatil, les huiles essentielles, et tous les autres remèdes toniques et stimulans employés en même temps que les eaux minérales dans les paralysies avec débilité générale... L'électricité, dont l'extrême énergie ne peut être assimilée à aucun autre moyen excitant, serait ici très-souvent avantageuse; en modifiant et rectifiant sa manière d'agir propre, nos eaux thermales rendraient son emploi plus utile qu'il ne l'a été, lorsqu'on s'en est servi isolément... On doit de même, pour les autres espèces de paralysies composées et compliquées, faire concourir l'usage des moyens évacuans, calmans, antispasmodiques, etc.

CHAPITRE XLIII.

De la Stérilité.

Comment conçoit-on la stérilité qui n'est accompagnée d'aucune des circonstances qu'on sait lui donner lieu ordinairement; et peut-on expliquer la vertu souvent éprouvée de nos fontaines minérales, contre cette disposition anti-sociale?

Nos pères crurent à la vertu engrosseuse (empreignadère) de nos sources thermales, comme ils crurent aux maléfices, à l'influence des philtres; et dans ce temps de simplicité, et peut-être d'innocence, où tout ce qui était exraordinaire et invraisemblable flattait l'imagination des hommes, ils vinrent plus d'une fois cimenter dans nos montagnes un heureux hymen.... Comme à ces époques reculées, nos eaux sont suivies, dans l'espoir d'avoir des enfans, et des succès couronnent chaque jour la confiance des personnes que leur célébrité y attire. Mais ces succès autorisent-ils à leur donner une vertu prolifique, ainsi que bien des Médecins l'assurent, et comme tout porte à le présumer, depuis surtout que les sortiléges n'ont plus de prise sur les imaginations erronées et faibles?

De la même manière que l'on ne conçoit pas le mécanisme de la génération, soit dans les individus qu'on juge les mieux disposés, soit dans ceux qui semblent l'être le plus mal; de même la stérilité me paraît infiniment inconcevable, autant du moins que la mort subite. Cet aveu me dispense de tout essai d'explication sur la stérilité, pour l'effet salutaire que nos eaux ont quelquefois contre elle.

D'abord on ne peut savoir, si parmi les femmes qui deviennent mères après être allées à Cauterets, toutes ou bien quelques-unes ne le seraient pas devenues sans ce prétendu secours, car elles étaient encore dans l'âge où tout espoir n'est pas perdu. Ce doute élevé, il n'en faut pas moins résoudre la question, n'y eût-il qu'une femme à qui l'on peut croire que les eaux minérales auraient été utiles; mais rien ne pouvant nous l'apprendre, il faut le supposer et raisonner sur la supposition, comme si le fait était incontestable.

Nous pensons que dans tous les cas où la stérilité ne tient point à des vices de conformation, à des maladies générales pour lesquelles nos eaux ont des propriétés incontestables, mais qu'elle paraît dépendre de dispositions de tempérament que nos sens ne peuvent reconnaître, ou de défauts de convenance momentannée; nous pensons, dis-je, que la sensibilité animale, soumise à l'ensemble de toutes les impressions qui la soutiennent, doit acquérir une sorte de monotonie de réaction sous l'habitude de modifications identiques; nous présumons encore, qu'une sorte de stabilité dans des sensations qui se reproduisent sans de grands changemens, telles que même régime, mêmes exercices, mêmes plaisirs, satisfactions des mêmes goûts, dérobe l'individu qui d'ailleurs possède quelque condition vitale de stérilité, à la puissance génératrice faible dans les commencemens, et que l'insuccès a rendue plus languissante... A Cauterets, ces habitudes changent; un air salubre qui passe brusquement du froid au chaud, du sec à l'humide et réciproquement, soumet par des degrés de passions variables toutes les humeurs à des mouvemens plus contigus ; les solides en retirent de nouvelles impressions. Nos eaux, de même que les alimens inusités, sont un stimulus énergique qui provoque l'organe cutané, et fait réfléchir à l'intérieur la plupart des sensations qu'il éprouve. Par là aussi la circulation générale est rendue plus puissante, les petites circulations plus avivées, et toutes les sécrétions sont nécessairement excitées dans de nouveaux rapports. Dans des lieux si heureusement situés, et où l'âme est sans cesse agréablement émue, les longs soucis sont étouffés par la voix des plaisirs qui y retentit de toutes parts, et qui redonne un prix aux jouissances de l'amour, ou réveille l'espérance des époux ; tout cela, me suis-je dit souvent, compose un ordre de choses qui ne s'était plus rencontré, et semble agir à la façon des perturbateurs. Du reste, le mode nouveau de sensibilité qui s'ensuit, varie suivant les tempéramens ; et aussi toutes les femmes, d'ailleurs saines mais stériles, ne deviennent point mères à Cauterets ; sur le nombre, il s'en trouve quelqu'une dont la sensibilité n'avait besoin que d'une légère altération pour favoriser la puissance virile, et qui la rencontre dans un séjour où tout est organisé pour en imprimer plusieurs ; à Cauterets, en effet, la nature y redouble de forces, et tout semble y puiser les germes d'une nouvelle vie.

CHAPITRE XLIV.

Inconvéniens qui résulteraient de l'établissement d'un hôpital à Cauterets.

Batir un hôpital et descendre les sources de l'est, à Cauterets, est un projet depuis long-temps conçu. Ce qu'il y a de séduisant a été goûté par des hommes estimables, et vivement sollicité par ceux qui ne voient dans de pareilles entreprises que leurs intérêts propres, et jamais les circonstances malheureuses qui naturellement en résultent. Dans l'an 3, époque désastreuse, le grand nombre de soldats malades, et l'impossibilité de les soigner tous à Barèges, fit tout convertir en hôpitaux militaires. Dès lors tous les établissemens thermaux furent jugés dignes de remplacer ce lieu fameux. Cauterets surtout fut remarqué, et l'auteur d'un Mémoire bien écrit, le préféra à tous ceux des Pyrénées.

« Les eaux de Cauterets, dit-il, sont analogues à celles de Barèges, et s'il existe quelque différence dans leur nature, il faut la méconnaître, l'expérience ayant démontré leur efficacité dans les affections morbides identiques ». Observateur judicieux, il connut ses autres avantages ; il vanta le sol, le climat, et préféra, comme moins périlleuse, la situation de Cauterets. Ces conseils restèrent sans effet.

Ce qu'il dit de nos eaux est vrai. Les moyens qu'il propose annoncent un homme entendu, et ses vues, à l'exception d'un hôpital sur la construction duquel il insiste, devraient être ponctuellement suivies, peut-être pour que nos établissemens fussent durables; car, en convenant des vertus de nos eaux dans les maux dont les cures ont immortalisé Barèges, nous regardons comme funeste au pays la construction d'un hôpital à Cauterets.

Comme à Barèges, nous guérissons les plaies d'armes à feu, dont la faiblesse est l'élément essentiel, dont la cicatrisation est difficile ou impossible par le peu d'efforts que fait la vie pour expulser un corps étranger; elles guérissent aussi ces douleurs qu'on nomme *rhumatiques*, et qui donnent à nos membres des attitudes aussi singulières qu'effrayantes; elles les guérissent même lorsqu'elles sont compliquées d'un vice spécifique, maladies souvent dégénérées, et que les militaires éprouvent plus particulièrement; peut-être est-il encore des complications qui ne peuvent être enrayées qu'à Cauterets? Nos eaux comportent donc un établissement semblable; mais la certitude de leur vertu dans des maux pareils, ne suffit pas pour se déterminer, et ce serait travailler bien légèrement, que de ne pas examiner si dans ce projet où tout paraît utile, il n'y aurait pas d'inconvénient à l'exécuter.

Un hôpital à Cauterets eut été impérieusement commandé peut-être, si le plus grand des fléaux, la guerre, eût continué ses ravages, la proximité de nos monts avec l'Espagne eût fait préférer cet endroit à tant d'autres, et nous aurions eu à nous plaindre de cette nécessité. Mais qui pourrait aujourd'hui porter le gouvernement à une pareille entreprise? La guerre a disparu, et ses victimes, fussent-elles plus nombreuses, trouveraient à Barèges un logement convenable et des piscines assez pourvues, pour y être soulagées et guéries.

Un établissement militaire, en privant jusqu'à un

certain point les autres classes de la société des avantages qui n'auraient été ménagés que pour les soldats, forcerait le plus grand nombre de malades à traîner dans les douleurs une existence languissante. Cependant les personnes de tous les états, qui chaque année viennent à Cauterets déposer leurs infirmités, se délasser de leurs occupations pénibles, et respirer, dans la saison des eaux, l'air pur de nos montagnes, sont-elles dans la société d'une moindre importance? méritent-elles moins l'attention d'un gouvernement protecteur? Gênées pour faire leurs remèdes, elles fuiraient Cauterets; peu libres dans leurs amusemens, elles éviteraient les occasions d'en jouir, et manquant de ce secours qui contribue si puissamment au bon effet des eaux, en prévenant l'ennui, les nôtres guériraient incomplètement leurs maux divers; bientôt on douterait de leur vertu, on oublierait leurs bienfaits, et ces eaux célébres finiraient par n'être plus fréquentées. Ce moment est éloigné sans doute, mais un hôpital amènerait cette époque désastreuse.

Plus un pays est habité, si d'ailleurs le sol en est stérile, plus les objets de consommation y sont chers. Comme on doit tout porter à Cauterets, l'affluence des malades en hausserait le prix; les riches seuls supporteraient toutes les dépenses, parce que rien n'effraye l'opulent qui souffre; mais la moitié de ceux qui ont habituellement recours à ce remède, s'en trouveraient naturellement chassés par ce seul motif; on endure patiemment les douleurs, à la guérison desquelles est attachée la pauvreté. L'hôpital compenserait-il alors ces pertes considérables, et cette source de richesse prétendue ne deviendrait-elle pas au contraire onéreuse? *Barèges* était, il y a cent ans, dans une position presque aussi favorable que Cauterets; et par son hôpital, ce bourg n'est aujourd'hui qu'un endroit coupé de ravins et de lavanges qui en pressent la ruine.

Ces raisonnemens paraîtront spécieux peut-être aux personnes imbues du fatal système que nous examinons ; mais ils seront concluans pour celui qui ne se laisse point séduire par les avantages du moment ; il portera sa pensée dans l'avenir, et gémira en voyant, quoique éloignée, la justesse de ses calculs.

Les richesses que répandraient les militaires, n'équivaudraient donc point à celles que nous portent les étrangers ; ceux-ci font notre fortune, ou compensent du moins les soins, les attentions et les avances de toute espèce que notre urbanité leur prodigue ; ceux-là hâteraient notre appauvrissement de toutes les manières. Un pays, en effet, pourrait-il prospérer, lorsque les objets de son industrie les plus précieux seraient livrés à la rapacité de quelques hommes qui n'auraient aucun intérêt à leur conversation ?

Ces désordres peseraient plus particulièrement sur nos forêts. Nos bois autrefois si multipliés et si beaux, déjà si délabrés, finiraient, si la consommation venait à augmenter, si une administration plus mauvaise que celle qui existe, contribuait encore à leur entière destruction.

Cauterets récèle une foule de gens sans aveu, dont l'unique occupation est d'abattre nos forêts ; comme ils n'ont rien à perdre, ils ne cherchent point à conserver cette sauve-garde de nos propriétés et de notre existence ; aussi les dévastent-ils de la manière la plus pitoyable ; et, chose honteuse ! ils sont aidés dans ce commerce ruineux pour la contrée, par plusieurs chefs de commune. Déjà leurs desseins dangereux ont été contrariés, mais il importe d'achever ce qu'a commencé un homme intègre, dont le courage sut, il y a quelques années, mettre fin à leur martelage ; en vain sans doute ils solliciteraient le droit de renouveler leurs exploitations criminelles ; les scies sont suspendues, et nul motif ne pourrait les rétablir.

Depuis 1794, époque où nous avions un hôpital militaire, le bois a enchéri d'une manière étonnante; on vend maintenant dix écus la quantité qu'on achetait dix francs, il y a 20 ans; quelle différence de prix dans un temps si court, dans un endroit où les besoins sont constamment les mêmes! alors, où tout était licence, nos forêts furent abîmées; on ne respecta pas même celles qui dominent les habitations, et qui, une fois anéanties, rendraient Cauterets l'égal de Barèges. Si, pendant trois mois, l'hôpital a été la cause ou le prétexte de dégats aussi considérables, qu'aurions-nous à espérer s'il était permanent? les forêts les plus voisines seraient sacrifiées les premières; on se conduirait à l'avenir comme en 1794; on couperait sans discrétion ces arbres qui donnent à nos montagnes un aspect si varié, et qui s'opposent à la formation des éboulemens destructeurs. Les bois voisins une fois détruits, les avalanges n'auraient plus de frein; les ouragans balayeraient facilement les neiges, leur chute serait inévitable, le résultat malheureux; Cauterets, chaque printemps, n'offrirait que des ruines.

Eh! qu'on ne dise point que j'exagère! que ce projet se réalise ou non, le défaut de bois rendra Cauterets inhabitable. En m'élevant contre ce dessein, je ne veux que retarder l'époque de cet événement malheureux: quand même la position affreuse où Barèges est réduit, et toutes les circonstances qui ont amené sa détresse me seraient inconnues, l'état actuel de nos forêts suffirait pour m'arracher ces plaintes.

En effet, bien que Cauterets possède encore d'immenses forêts, la consommation est plus qu'en rapport avec leur étendue; elles sont de plus éloignées et dans des lieux sauvages; leurs chemins sont difficiles et dangereux, circonstances qui causeront la perte des hêtres qui couvrent les habitations, et par suite celle de ces dernières. La plupart sont encore peuplées de sapins et de pins, et l'on sait si ces derniers sont de mauvais combustibles; ce n'est que depuis très-peu de temps que la nécessité nous a obligés à y avoir recours.

Cette espèce la plus répandue ne remplacerait donc jamais le hêtre habituellement employé à Cauterets, et l'impossibilité où l'on serait de le transporter différemment qu'à dos de personnes, ferait aussi que ces forêts lointaines seraient long-temps dédaignées. En effet, le bûcheron, en bien s'occupant, peut à peine couper et porter dans un jour la provision du lendemain; les bergers seuls qui habitent ces régions durant l'été, se chauffent avec du sapin, et s'éclairent avec du pin; ils en font aussi des ustensiles propres au laitage, et c'est à quoi ont servi jusqu'à ce jour ces beaux arbres qui ne doivent leur conservation qu'à l'avantage d'être placés loin de la demeure des hommes.

La qualité supérieure des bois qui nous entourent, et leur accès facile, feraient donc qu'ils seraient toujours les plus maltraités; leur entière destruction amènerait celle du village; les habitans quitteraient alors Cauterets pour chercher d'autres demeures, et les étrangers oublieraient jusqu'au nom de cet endroit fameux: c'est ainsi que les hommes récompenseraient les bienfaits qu'ils en auraient reçu durant des siècles. Dirait-on qu'une surveillance rigide préviendrait ces désastres, qu'elle ferait utiliser ces arbres mutilés que les ouragans abattent, et ceux que des terrains légers ne peuvent retenir?

Une police sévère retarderait sans doute la ruine de nos forêts; mais serait-elle possible dans des lieux où ces productions sont éloignées les unes des autres? Ces précautions commandées par tout et indispensables pour nous, pourraient être exécutées si Cauterets restait ce qu'il est; mais comment défendre ce que tacitement on autorise? L'hôpital une fois fondé, tout serait mis à sa disposition; on ne pourrait en effet refuser aux malades ce qui dans ce climat, presque toujours froid, serait pour eux un secours indispensable. Les entrepreneurs se pénétreraient de cette vérité, et la feraient tourner à leur profit.

C'est une chose connue, quoiqu'en disent les partisans du monument à élever à Cauterets, qu'un pourvoyeur n'irait point acheter du combustible ailleurs que chez nous; *Argelés*, *Azun*, *Barèges*, ne pourraient en fournir; ces vallées n'en possèdent point, et depuis long-temps elles concourent avec ceux du *Lavedan* à dégarnir les montagnes qui bordent la route de *Pierrefitte* à Cauterets : le jour viendra où nos voisins consommeront le dernier reste de nos forêts antiques.

Si Cauterets n'était qu'un village ordinaire, et que, semblable à Barèges, il ne fût habité que pendant la saison des eaux, ces considérations perdraient une partie de leur importance; mais cette masse d'hommes qui durant huit mois sont exposés à l'action vive et continue d'un froid glacial, dont la violence même contribue à la dégradation de nos montagnes, nécessite des quantités prodigieuses de combustible. Forcés de garder un repos presqu'absolu qui les rend encore plus impressionnables à l'action du froid, ils mourraient congelés, si une chaleur soutenue n'excitait leurs organes et ne ranimait leur circulation éteinte. L'étranger qui ne voit Cauterets que dans ces beaux jours, se figureraient difficilement le grand nombre de causes destructives qui tout l'hiver le menacent; ces menaces se réaliseront néanmoins, à mesure que nos forêts seront ravagées. Le moment approche où, comme le dit *Azaïs*, le montagnard aura à frémir, l'été, de la peur d'être emporté l'hiver par ces neiges dont il provoque la chute avec obstination.

Toutefois, quelque grande que soit la consommation du bois durant la saison des frimats, elle est cependant moindre que celle de l'été ; alors l'affluence des étrangers augmente la dépense du combustible au-dessus de toute expression. Si à ces causes on ajoute la consommation de l'hôpital, et les abus dont il serait le prétexte, que deviendraient nos forêts ? n'aurions-nous pas à craindre leur annihilation totale dans un pays où la reproduction est, je ne dirai pas impossible, mais extrêmement lente ?

Si à tant de motifs nous ajoutons que dans un endroit où la nature a tout réuni pour soulager et guérir nos maux nombreux, nous sommes tenus de tout faire pour l'embellir et seconder ses intentions bienfaisantes, les hommes n'abattraient des arbres que ce qu'il en faudrait pour leurs besoins ; ils se feraient un devoir sacré d'épargner tous ceux dont pourraient se passer les constructions que nécessite l'état social. Alors, loin d'en faire l'objet de leurs spéculations mercantilles, ils ne verraient dans nos forêts qu'une grande source de salubrité générale ; ils sauraient que durant la nuit, les arbres transmettent à la terre les vapeurs de l'atmosphère ; que par leur intermédiaire, la nature obvie dans le jour à une évaporation trop rapide ; ils n'ignoreraient plus que les forêts suspendent les éboulemens des roches, préviennent la dissipation des terres ; car les lieux où ces productions de la nature sont en grand nombre, fussent-ils inaccessibles, n'offrent nulle part de ces déchiremens horribles que présentent partout les pentes dont la nudité est absolue ; là, au contraire, la vue s'arrête avec plaisir, tout y paraît pittoresque.

Il importe que Cauterets n'ait point un hôpital ; il serait avantageux de perdre jusqu'à l'idée de sa construction. Par lui, l'existence de 800 habitans serait compromise; par lui aussi 2000 malades resteraient sans secours. Ces raisons puissantes seront entendues; Cauterets vivra long-temps encore pour le soulagement de l'humanité malade; un gouvernement ami des hommes, saura résister aux suggestions de ces êtres qui accompagnent tous leurs projets des vues les plus flatteuses, d'espérances les plus encourageantes. Malgré leurs conseils intéressés, nous saurons ménager nos forêts, pour les rendre impérissables; nous les utiliserons avec économie, pour n'être jamais obligés de les régénérer. L'hôpital restera dans le néant, et, dans aucun temps, nous ne serons exposés à la dure nécessité d'avoir recours à des plantations inutiles, à des semis infructueux pour repeupler ces terrains boisés encore avec toute la richesse d'une végétation abondante et vigoureuse.

CHAPITRE XLV.

Inconvéniens du déplacement projeté des sources de l'Est.

Si dédaignant les considérations dans lesquelles nous venons d'entrer, on s'opiniâtrait à vouloir un hôpital à Cauterets, la saine raison et les principes chimiques s'opposent également à la migration des eaux minérales de l'Est; la salubrité et l'agrément du lieu exigent aussi qu'on construise l'édifice au niveau des sources. Conviendrait-il en effet de faire servir nos environs les plus rians à la fondation d'un établissement préjudiciable à la contrée, et d'offrir à tout moment à la vue des baigneurs, que les sources du midi y attireraient encore, le triste spectacle de ces victimes du malheur?

Le peu d'aptitude qu'offre l'endroit où gissent les sources, a constamment porté nos adversaires à vouloir élever un hôpital dans le village, à les y conduire à l'aide d'un aqueduc; et sans autre examen, ils ont décidé que cette entreprise devenait indispensable. Rien n'est plus irréfléchi que ce projet, et plus favorable à leur changement.

Sans doute le local, tel qu'il est, n'est point propre à la construction d'un établissement dont on espère la plus grande utilité; mais on le disposerait à y bâtir d'une manière convenante; à son défaut encore, on pourrait se servir de l'ancien *Canarie*, reste de murs délaissés que le temps a détruit, et que le propriétaire céderait à bon compte. Ici l'édifice serait plus commode, plus sain et digne de son objet ; il serait d'ailleurs facile de l'étendre, si l'on se servait d'un aqueduc, mauvais conducteur du calorique, et d'un diamètre en rapport avec le volume exact de cette source précieuse. Mais comme les gaz peuvent s'échapper sans parcourir de grands espaces, on ferait le réservoir de prise d'eau, de manière à pouvoir puiser à la source dans quelques circonstances, et pour le remplissage pour lequel cette eau est particulièrement consacrée.... Ces trois fontaines, quoique logées dans le même établissement, seraient distinctes et amalgamées à volonté pour l'avantage des malades. A cet effet, on ferait pour chacune un réservoir, une douche, une buvette et des baignoires, proportionnellement à leur volume ; les Espagnols fourniraient encore à un bain de vapeurs ; deux piscines seraient construites aux deux ailes du bâtiment, de telle manière que le trop plein des réservoirs, les buvettes et les douches, etc., pussent s'y dégorger. Ainsi séparées, ces sources serviraient comme aujourd'hui à la guérison des maladies pour lesquelles l'expérience les a consacrées ; mais au besoin elles seraient mêlées dans un réservoir commun, pour être employées dans les cas où des indications particulières le nécessiteraient, et dans ceux où le Médecin chercherait à réussir en perturbant l'économie, ou en produisant des impressions insolites, mode de traitement si utile dans les maladies chroniques et si peu usité à Cauterets.

Ainsi séparés, ces deux établissemens, loin d'être inconvenans, acquerraient des avantages à l'infini. Le nombre de bains, de douches, etc., ne serait point diminué non plus par cette distribution ; les sources resteraient ce qu'elles sont actuellement, et

présenteraient

présenteraient néanmoins la faculté d'user d'une source nouvelle qu'on n'emploierait qu'avec parcimonie, jusqu'à ce que des essais multipliés eussent irrévocablement fixé ses nouvelles vertus.

Le chemin rapide qui y conduit, serait abandonné. Pour arriver à ce lieu de salut, il faudrait pratiquer deux avenues spacieuses; le terrain permet de tout entreprendre. L'une prendrait son embranchement à la route de Pierrefitte, et passerait près de la maison de Pin ; l'autre partirait du village, se réunirait à la première pour se continuer ensuite jusqu'aux sources, et de là jusqu'à la Raillère, en longeant la montagne des bains, et par une pente à peine sensible.... Ces avenues seraient faites les premières pour faciliter le transport des matériaux nécessaires à la construction des édifices. Il importerait en outre de bien les entretenir ; elles seraient pour Cauterets des promenades agréables ; le chèvrefeuille, le sorbier des oiseaux, orneraient ces lieux agrestes ; l'acacia, les hêtres et les frênes entremêlés de noisetiers, l'embelliraient encore, et ajouteraient à tout ce que leur position pourrait offrir de pittoresque.

Le défaut d'aptitude des lieux où siégent les eaux, ne serait donc plus un prétexte pour rendre leur descente indispensable. Nous avons prouvé qu'il est possible d'élever à la place des établissemens existans, des bâtimens assez vastes pour contenir autant de militaires que pourrait le comporter leur volume, et les soins de toute espèce que nécessite leur usage. Je vais dire les inconvéniens qu'il y aurait à les réunir pour le plus grand nombre de maladies.

Ceux qui ont le plus d'intérêt à cette migration, se sont-ils demandés jamais si elle serait contraire à leur vertu ; s'il convenait d'amalgamer, aussi légèrement qu'ils le proposent, des eaux vantées,

18

chacune pour des maux particuliers ?... Ne jugeant de leurs propriétés que par leurs qualités physiques, ils croient indifférent de mélanger des sources qui ne se ressemblent ni par leur chaleur, ni par les doses des substances constituantes, ni peut-être par la nature de ces dernières ; il est certain encore qu'aucune n'a des vertus analogues, prise même à température et à quantités égales. Les inductions pratiques attestent, au contraire, qu'on ne saurait substituer l'une à l'autre sans exposer les malades à des résultats funestes.

Pause, après la Raillère et Mauhourat, est la fontaine dont on boit le plus ; sa douche convient au plus grand nombre de malades ; ses principes comme sa chaleur sont combinés de manière que des rhumatismes, des douleurs d'estomac, etc., ne peuvent guérir que par l'usage de cette eau précieuse. Que deviendrait-elle mélangée à César et aux Espagnols ? par quelle autre serait-elle remplacée ? Aucun des avantages promis, compenserait-il les cures nombreuses qui chaque année s'y opèrent ? que dis-je, cet amalgame informe, transporté, ne serait-il pas toujours nuisible ?

Il est donc vrai, je l'ai prouvé en parlant de leurs vertus, nos eaux doivent être prises séparément, puisque toutes produisent des résultats variés ; l'expérience n'autorise que ce seul moyen ; il n'y a que des analogies erronées qui puissent porter le Médecin à les prescrire indifféremment ; du reste, avant d'opérer la migration des sources et de commencer des édifices dispendieux, la prudence veut qu'on fasse des expériences, qu'on collige observation sur observation pour ne rien hasarder d'inutile, et diriger sciemment les avis des gens de l'art.

On en conviendra : ce qui a fait leur grande réputation, engage encore à les utiliser d'une toute autre manière. Mais ces eaux efficaces dans des maladies différentes, peuvent-elles être amalgamées sans danger ? Est-on sûr de ne point porter atteinte à leur vertu ? Des sources à chaleur et à principes dissemblables, ne fût-ce que dans les quantités, une fois mêlées, mériteraient-elles une égale confiance, et consciencieusement les Médecins pourraient-ils ordonner ce pot-pourri dans des maladies graves où, prises isolément, elles auraient été avantageuses ?

N'en doutons point, comme chaque organe de notre économie jouit d'une sensibilité propre, quoiqu'émanée du même principe, également le calorique, l'eau, les principes fixes et volatils de chaque source, ont dans leur ensemble une manière d'exciter qui diffère en tout de celle des autres. Les analyses ne le démontrent pas, je le sais; d'ailleurs avons-nous des données exactes pour reconnaître le mode qu'emploie la nature pour réunir ces substances simples ? non, l'observation médicale fait ici ce qui sera toujours impossible à l'analyse chimique; elle rectifie les fausses inductions qui nous sont fournies par elle; elle nous prouve chaque jour la chétive importance des instrumens physiques pour assigner leurs qualités essentielles. Comment donc imaginer qu'il suffirait pour autoriser ce mélange, de les soumettre à l'action de mille réactifs, du feu nud; de comparer les produits à ceux que de pareilles analyses donneraient pour chaque source séparément, et de partir de données aussi incertaines pour en préconiser les vertus ? A ces moyens toujours curieux, serait ajoutée l'analyse médicale sans laquelle tout n'est qu'empirisme absolu. On saurait à quels élémens simples ces eaux sont favorables; dans quels cas d'affections compliquées elles sont avantageuses; on multiplierait les expériences, on cumulerait les faits de même nature, on noterait les différences les plus légères, et alors seulement on pourrait bâtir sans erreur et avec certitude du succès.

En ai-je dit assez pour démontrer qu'un hôpital à Cauterets deviendrait préjudiciable à la contrée, et que s'il était possible d'en bâtir un, il faudrait, pour l'agrément et l'avantage du lieu, le fonder à la place des établissemens existans? L'économie commanderait encore cette dernière mesure. Pour peu qu'on réfléchisse aussi que, prises à la source, nos eaux produisent toujours de meilleurs effets; qu'avalées dans l'endroit où elles surgissent, elles ont plus de droits à notre confiance, nous aurons tous les motifs possibles pour préférer leur lieu naturel à toute idée de migration.

FIN.

www.ingramcontent.com/pod-product-compliance
Lightning Source LLC
LaVergne TN
LVHW011950220826
846092LV00001B/139

* 9 7 8 2 0 1 9 6 4 5 4 4 1 *